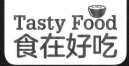

肠胃病
就要这样吃

甘智荣 主编

江苏凤凰科学技术出版社
·南京·

图书在版编目（CIP）数据

肠胃病就要这样吃 / 甘智荣主编 . -- 南京 : 江苏
凤凰科学技术出版社 , 2015.10（2020.11 重印）
（食在好吃系列）
ISBN 978-7-5537-4234-2

Ⅰ . ①肠… Ⅱ . ①甘… Ⅲ . ①胃肠病 - 食物疗法
Ⅳ . ① R247.1

中国版本图书馆 CIP 数据核字 (2015) 第 049020 号

肠胃病就要这样吃

主　　　　编	甘智荣
责 任 编 辑	樊　明　　葛　昀
责 任 监 制	方　晨

出 版 发 行	江苏凤凰科学技术出版社
出版社地址	南京市湖南路 1 号 A 楼，邮编：210009
出版社网址	http://www.pspress.cn
印　　　　刷	天津丰富彩艺印刷有限公司

开　　　　本	718mm × 1000mm　　1/16
印　　　　张	10
插　　　　页	4
字　　　　数	250 000
版　　　　次	2015 年 10 月第 1 版
印　　　　次	2020 年 11 月第 3 次印刷

标 准 书 号	ISBN 978-7-5537-4234-2
定　　　　价	29.80 元

肠胃病——百病之源

　　据统计，肠胃病作为常见病、多发病，其发病率已然高达20%，肠胃病伴随着的烧心感、胃食管反流、食欲不振、心下痛、恶心呕吐、呕血、腹痛、腹胀、腹泻、便血等症状，严重影响着人们的身体健康和生活质量。而长期反复发作的肠胃病，还有可能转化为癌症，直接威胁人们的生命。

　　肠胃，包括消化系统的胃和小肠、大肠部分。胃的主要功能是接受、储存摄入的食物，并通过胃的运动和分泌液将食物搅拌、消化、灭菌，形成食糜，然后再将食糜送到十二指肠以便进一步消化和吸收。小肠负责进行进一步的消化以及营养物质的吸收；大肠主要负责将食物残渣浓缩成大便，并排出体外。而肠胃病，实际上是许多病的统称，包括胃部以及小肠、大肠的功能性及器质性病变。比较常见的有急性胃炎、慢性胃炎、消化性溃疡、胃下垂、胃癌、便秘、肛裂、痔疮、急性肠炎、慢性肠炎、痢疾、脱肛、肛周脓肿、肛瘘、结肠癌、直肠癌等。

　　为什么说肠胃病是百病之源头？因为肠胃的病变会损伤胃肠道的功能，影响机体对食物营养的吸收，从而使各个器官缺乏足够的营养成分供应，引发功能的衰退和病变。而据临床和调查证明，在亚健康以及患病人群当中，几乎都是首先出现肠胃的亚健康状态或患病。所以，养好肠胃，乃健康之本。

　　而肠胃健康与饮食更是息息相关。不同的食物由于营养成分不同、食用方法不同，食疗效果也是不同的，所以说预防和治疗肠胃病，选对食物是关键。本书编委会参考了《本草纲目》《本草经疏》等大量的中医典籍资料，编著了本书，为读者如何选对食物，摒弃不该吃的食物，提供重要的参考。本书分为三个章节，有健脾养胃篇、益气润肠篇和清热利水篇，让您从细节上把握，对症下食。从家常的小炒菜到可口的粥汤羹，还有药效十足的果汁茶饮，让您自己在家就可以找准对症食疗配方，并配备详细的制作步骤。就算是没有烹饪经验的人，也可以轻松完成。

　　中医讲究辨证论治，食疗也应以中医理论为基础，对症用膳才能取得良好的食疗效果。本书选取常见的肠胃病症，每一种病症均根据其不同的中医证型作了详尽的介绍，在宜吃的食物中，我们详细地介绍了食物的食疗功效。让读者朋友们真正做到选择"对"的食物，远离肠胃病的困扰。通过正确食疗，拥有健康好肠胃不是梦！衷心祝愿所有的肠胃病患者能够早日康复。

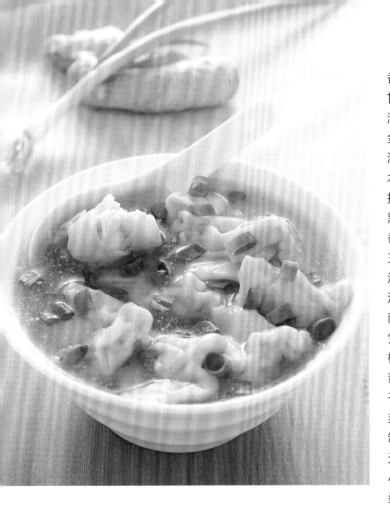

目录　Contents

胃肠炎问题知多少

PART 1
健脾养胃篇

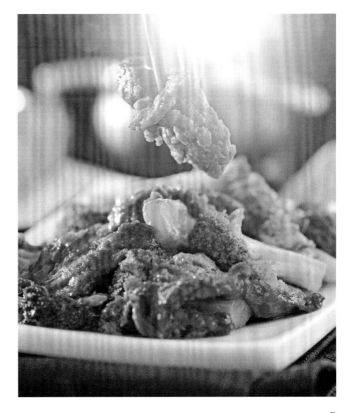

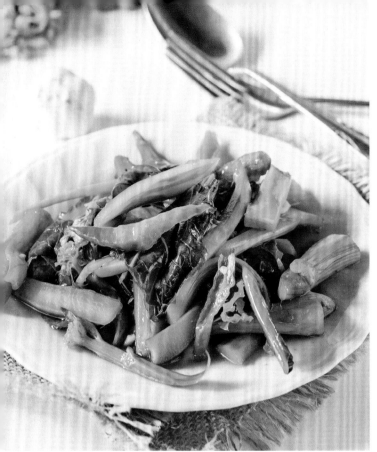

PART 3
清热利水篇

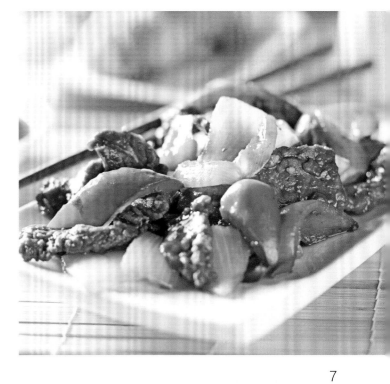

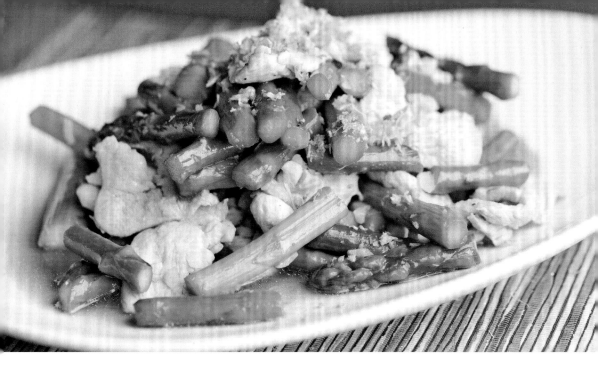

胃肠炎问题知多少

急性胃炎

急性胃炎起病急，患者出现上腹饱胀、隐痛、嗳气吞酸、恶心呕吐等症状，严重者伴有呕血和黑便，若感染细菌还会出现腹泻症状。

中医分型

寒邪客胃型：感受寒邪或进食生冷的食物所致。胃脘部突然疼痛，恶寒喜暖，用热水袋暖敷疼痛可减轻，遇寒则疼痛加重；还伴有恶心呕吐、嗳气吞酸、饮食减少、口淡不渴、舌苔薄白等症。

饮食停滞型：暴饮暴食或饮食不节所致。发病急速，胃脘部突然胀满疼痛、恶心呕吐、吐后上腹胀痛减轻，嗳气反酸、不欲饮食、大便稀溏、舌苔厚腻等。

肝气犯胃型：因情绪失常、动怒所致，各种急重症的危急状态以及机体的变态反应，均可引起胃黏膜的急性炎症。胃脘部胀闷隐痛，并伴两胁肋疼痛，每因心情不畅而突然发作。

湿热中阻型：多由饮食不洁，食入辛热性、刺激性食物所致。胃脘突然疼痛，病势急迫，口苦口干、口渴却不想饮水、里急后重，或便后肛门灼痛，舌色红、苔黄腻。

饮食宜忌

1. 平时饮食要清淡、营养要均衡。

2. 停止一切对胃有刺激的饮食，短期禁食1～2餐，然后给予易消化、清淡、少渣的流质食物，这有利于胃的休息和损伤的愈合。

3. 由于呕吐、腹泻失水过多，患者应尽量多饮水，以补充丢失的水分。

4. 呕吐频繁的患者可在一次呕吐完毕后少量饮水（50毫升左右），多次饮入，这样才不至于呕出。

5. 节制饮酒，勿暴饮暴食，慎用或不用易损伤胃黏膜的药物。

6. 勿进食病死牲畜的肉和内脏，肉类、禽类、蛋类等要煮熟后方可食用。

生活保健

1. 注意厨房卫生以及食品制作时的卫生，防止食品被污染。

2. 做好水源保护、饮水管理和消毒。

3. 食品加工企业应加强食品卫生管理，变质及被沙门氏菌污染的食品不允许出售。

4. 急性单纯性胃炎要及时治疗，愈后要防止复发，以免转为慢性胃炎，久治不愈。

5. 急性胃炎患者发病后要多饮淡盐水，以补充吐泻所损失的水分和盐。

6. 加强锻炼，增强体质，使脾胃不易受伤。

7. 保持心情舒畅，维持胃肠功能平衡。

8. 节制饮食，以利脾胃受纳吸收功能。

9. 忌饮食不洁、暴饮暴食，忌食用生冷食物、烈酒及其他辛辣刺激性食物，尤其是胃肠敏感的患者更应注意。

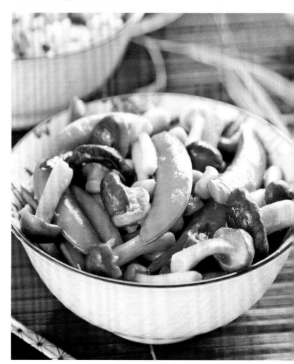

慢性胃炎

慢性胃炎多数患者常无特殊症状，部分患者会出现上腹饱胀不适、隐痛、烧心、嗳气、反酸、食欲不振等消化不良症状。

中医分型

脾胃气虚型：胃隐隐作痛，时轻时重，食欲差、神疲乏力、少气懒言、大便溏稀，伴有腹胀、恶心、呕吐，舌质淡，苔薄白。

肝胃不和型：症见胃脘部闷痛，伴胸胁疼痛、时轻时重，长期心烦易怒、腹胀、嗳气吞酸、食欲不振、大便不畅、舌苔薄白。

胃阴亏虚型：主要症状为胃隐隐作痛，偶有烧灼感，有饥饿感但不欲饮食、口干咽燥、饮水多，大便干结，舌质红、苔少或无苔。

脾胃虚寒型：主要症状有胃隐隐作痛，喜温喜按，空腹时疼痛加重，饮食后疼痛减轻，泛吐清水、神疲乏力、食欲不振、手足冰凉怕冷、大便稀、小便清长，舌淡苔白。

肝胃郁热型：胃痛，偶有灼烧感，伴有胸胁疼痛、烦躁易怒、烧心、反酸、口苦咽干等症状，口渴喜冷饮、大便干燥、舌红苔薄黄。

饮食宜忌

1. 饮食时要细嚼慢咽，使食物充分与唾液混合，有利于消化和减少胃部的刺激。

2. 饮食宜定时定量、营养丰富，多食维生素含量丰富的食物。

3. 饮食宜清淡，少吃刺激性食物，晚餐不宜过饱，待食物消化后再睡觉。

4. 忌服浓茶、浓咖啡等有刺激性的饮料。

5. 戒烟忌酒。烟草中的有害成分能促使胃酸分泌增加，对胃黏膜产生有害的刺激作用。过量饮酒或长期饮用烈性酒，会使胃黏膜充血、水肿甚至糜烂，导致慢性胃炎发生率明显增高。

生活保健

1. 抑郁或过度紧张和疲劳，容易造成幽门括约肌功能紊乱、胆汁反流而发生慢性胃炎。

2. 加强体育锻炼，增强体质，从而加强肠胃功能。

3. 积极治疗口腔、鼻腔、咽部慢性感染灶，以防局部感染灶的细菌或毒素被长期吞食，造成胃黏膜炎症。

4. 忌用或少用对胃黏膜有损害的药物，如阿司匹林、保泰松、消炎痛、利血平、甲苯磺丁脲、激素等。如果必须应用这些药物，一定要饭后服用，或者同时服用抗酸剂及胃黏膜保护药，以防止它们对胃黏膜的损害。

5. 慢性浅表性胃炎患者禁服的药物有：

水杨酸类：阿司匹林、水杨酸钠。

苯胺类：扑热息痛、非那西丁。

吡唑酮类：保泰松、氨基比林。

其他抗炎有机酸：消炎痛、布洛芬。

抗生素类：四环素。

糖皮质激素：地塞米松、可的松。

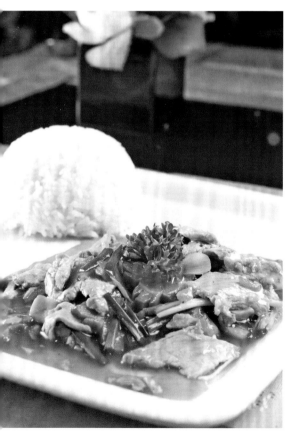

急性肠炎

急性肠炎起病急剧迅速，多在不洁饮食后数小时内发病。患者多表现为恶心、呕吐在先，可伴有腹部阵痛、发热、全身酸痛等症状。

中医分型

寒湿型：多因饮食不洁，过食生冷食物或因贪凉露宿、寒湿入侵所致。患者起病较急，呕吐清水、恶心、腹泻如水，伴腹痛肠鸣、恶寒发热、全身酸痛、苔薄白或白腻。

湿热型：多因过食辛辣刺激性食物以及过敏性食物，使肠道过敏造成急性腹泻。起病急骤，一般在进食后数小时内发作，恶心呕吐、脘腹阵痛，泻下急迫、粪质泻下如水样，严重者大便日行十余次，肛门灼痛、粪色黄褐腥臭、舌苔黄腻。

伤食型：多因暴饮暴食或饮食不洁，积滞胃肠或损伤肠胃所致。恶心厌食，进食后更甚，吐后反舒，阵发性腹痛、泻下酸臭、急迫不爽、泻后腹痛稍减、苔厚腻。

饮食宜忌

1. 急性肠炎患者病后首先要卧床休息，禁食12小时，以后逐渐进少量流质饮食，如米汤、豆浆、稀粥、面汤等，慢慢恢复正常饮食。

2. 急性肠炎的症状好转后，可慢慢增加容易消化而且营养丰富的流质或半流质食物的摄入，此时进食应尽量采取少量多餐的方式，一日进食4~5次为宜。

3. 平时不要食用生冷不洁食物，尤其是胃肠敏感、功能不好者。

4. 忌烟酒及辛辣刺激食物。勿进食病死牲畜的肉和内脏，肉类、禽类、蛋类等要煮熟后方可食用。

生活保健

1. 加强锻炼，增强体质，使脾旺不易受邪。

2. 保持心情舒畅，使肠胃功能维持平衡。

3. 腹泻严重伴脱水者，要及时送医院给予静脉输液治疗。

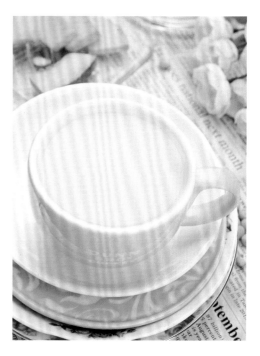

4. 切勿乱用止泻药。因为止泻药可以减少肠蠕动，使肠内容物滞留在肠内，对于细菌感染引起的急性肠炎，服用止泻剂易使细菌产生的毒素延迟排出，从而使肠道对毒素的吸收增多，加重病情。

5. 平时腹泻的患者，切勿滥用抗生素，以免抗生素杀死肠胃内的有益菌。

慢性肠炎

慢性肠炎多为长期慢性或反复发作的腹胀、腹痛、腹泻。尤其是在受寒、进食油腻或遇情绪波动，或劳累后症状会加重。

中医分型

脾胃气虚型：脾胃虚弱，清浊不分，致气机逆乱，湿滞内停，肠腑混浊而下，遂成本病。大便时稀时泻，水谷不化，稍食油腻食物大便次数就会增多，饮食减少、脘腹胀满不舒、面色萎黄、神疲乏力、倦怠懒言、舌淡苔白。

脾肾阳虚型：肾阳不足，脾阳得不到阳气的温煦，致脾肾阳虚，阴寒积盛，运化失常，久泻不止，疼痛缠绵，致发本病。五更时刻（黎明前）肚脐周围疼痛，肠鸣泄泻、泻后则舒，平素畏寒怕冷、手足冰凉、舌淡苔白。

肝郁型：肝气郁结不舒，疏泄失常，导致脾失运化，故腹痛则泻。平素胸胁胀闷、嗳气食少，每次都因情绪紧张发生腹痛腹泻、口苦、舌色淡红。

湿热型：多由长期饮食湿热性食物，导致脾胃湿热蕴积，引发腹泻。腹痛、便稀恶臭、排便次数增多、肛门灼热、舌质红、苔黄腻。

饮食宜忌

1. 宜选择容易消化的鱼、虾、蛋、豆类制品等，以免肠胃负担过重而影响病情。

2. 伴有脱水现象的慢性肠炎患者，可适当地喝一些淡盐水、米汤、米粥、菜汤等，以补充水、盐和维生素。

3. 多食含有鞣酸、果胶的食物，如苹果、石榴等均有涩肠止泻的作用。

4. 忌食高纤维、高脂肪的食物。因为纤维素可促进肠胃蠕动从而导致腹泻症状加重，而

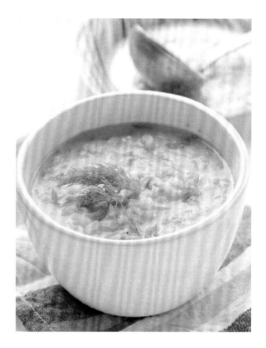

脂肪有润滑肠道的作用，并且不容易消化，食用后会增加肠胃的负担。

5. 慢性肠炎患者伴有腹胀、肠鸣音过强时，应忌吃蔗糖、土豆、红薯、白萝卜等会产气发酵的食物。

6. 忌食具有润肠通便功效的药物，如杏仁、大黄等。同时忌食海鲜及生冷不洁食物。

生活保健

1. 预防慢性肠炎要把好"病从口入"这道关，注意个人卫生和环境卫生，注意扑灭蟑螂、苍蝇等。

2. 慢性肠炎患者多为身体虚弱、抵抗力弱者，因此慢性肠炎患者更应该注意饮食卫生，且平时要多加强锻炼，增强体质。

3. 保持心情舒畅，长期的悲伤、紧张、恐惧等情绪可使神经功能紊乱，从而导致胃壁的血管痉挛性收缩，诱发胃炎、胃溃疡等病症。所以，慢性肠炎患者保持良好的心情对于病情的恢复非常有利。

4. 处理慢性肠炎患者的排泄物时要特别小心，以免发生传染。

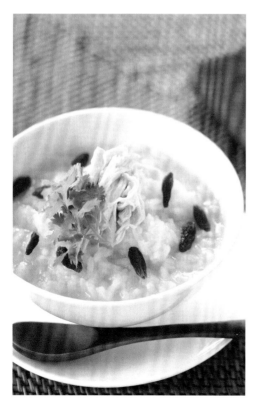

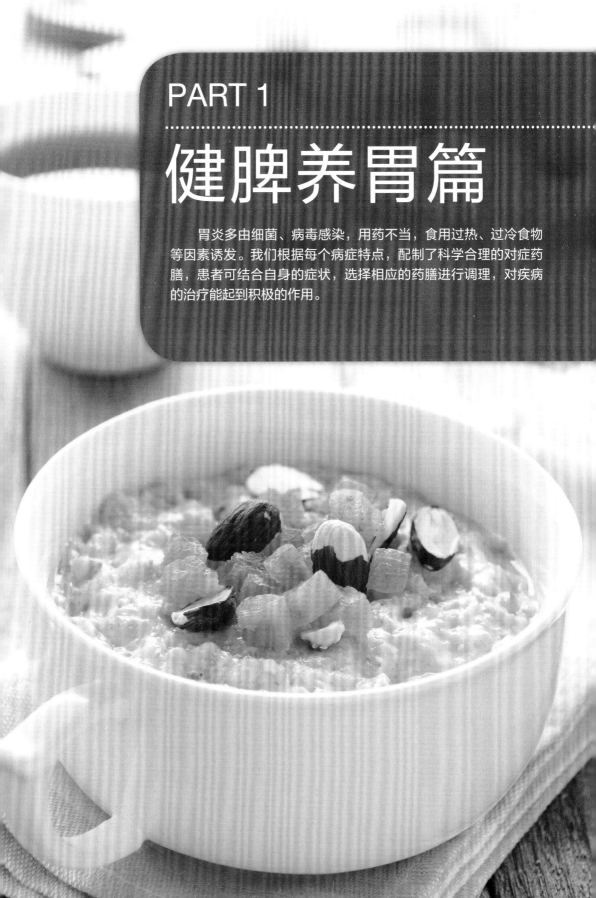

PART 1
健脾养胃篇

胃炎多由细菌、病毒感染，用药不当，食用过热、过冷食物等因素诱发。我们根据每个病症特点，配制了科学合理的对症药膳，患者可结合自身的症状，选择相应的药膳进行调理，对疾病的治疗能起到积极的作用。

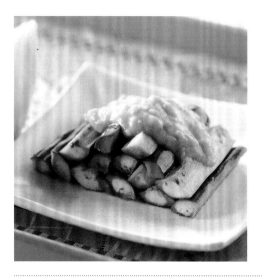

芝麻酱茄子

材料

茄子 1 个，蒜 2 瓣，芝麻酱 20 克，盐 3 克，香油少许

做法

❶ 蒜拍碎，切成末。

❷ 将芝麻酱、盐、香油、蒜末倒进碗里拌匀，即成调味料。

❸ 将茄子先用清水洗净，再切成一指宽的条状，装入盘中，淋上拌匀的调味料，入锅蒸 8 分钟即可。

素炒茼蒿

材料

茼蒿 500 克，蒜蓉 10 克，盐 3 克，鸡精 1 克，食用油 10 毫升

做法

❶ 将茼蒿洗净，最好用清水浸泡 20 分钟，然后切段备用。

❷ 锅置大火上，倒入食用油，烧至七成热，然后放入蒜蓉爆香，倒入茼蒿翻炒至熟。

❸ 最后调入盐和鸡精调味，出锅盛入盘中即可食用。

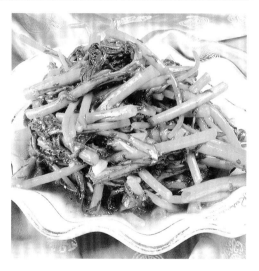

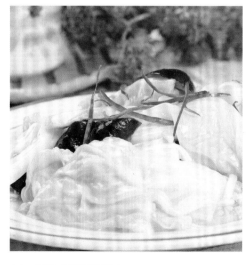

白菜炒金针菇

材料

白菜 350 克，金针菇 100 克，水发香菇 20 克，红甜椒 10 克，盐、鸡精、食用油各适量

做法

❶ 白菜洗净，撕大片；香菇洗净切块；金针菇去尾，洗净；红甜椒洗净，切丝备用。

❷ 热锅入油，下香菇、金针菇、白菜翻炒。

❸ 最后加入盐和鸡精，炒匀后装盘，撒上红甜椒丝即可。

茯苓豆腐

材料

豆腐 500 克，茯苓 30 克，清汤、香菇、淀粉、枸杞子、盐、食用油各适量

做法

❶ 豆腐洗净，切成小方块，撒上少许盐；香菇洗净后切成片；茯苓洗净备用。

❷ 然后将豆腐块下入高温油中炸至金黄色。

❸ 清汤、剩余的盐倒入锅内烧开，加淀粉勾成芡，下入炸好的豆腐、茯苓、香菇片、洗净的枸杞子炒匀即成。

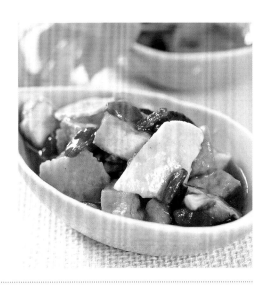

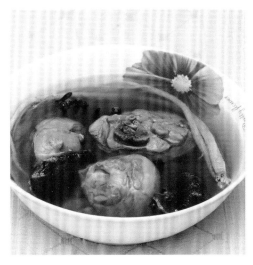

丁香多味鸡腿

材料

鸡腿 1 只，姜 3 片，丁香、陈皮各 10 克，党参、白术各 15 克

做法

❶ 将党参、白术、丁香、鸡腿分别洗净；将陈皮泡发；鸡腿氽烫去血水，切块备用。

❷ 把党参、白术、丁香放于锅底，鸡腿放在上面，加清水和姜片，封一层保鲜膜。

❸ 电锅外边放适量水，按下开关，等电锅开关跳起，即可。

香菇冬瓜

材料

干香菇 10 朵，冬瓜 300 克，虾米、姜丝、盐、水淀粉、红椒圈、香油、食用油各适量

做法

❶ 香菇泡发，洗净切丝；冬瓜去皮、去籽，洗净挖成球状。

❷ 锅中加油烧热，爆香姜丝后放入香菇丝，倒入清水，放入洗净的虾米煮开。

❸ 放入冬瓜球煮熟，加盐调味，加水淀粉勾芡，淋上香油，用红椒圈装饰即可。

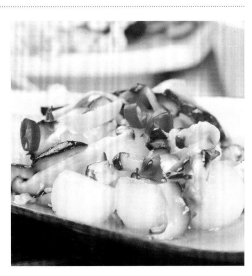

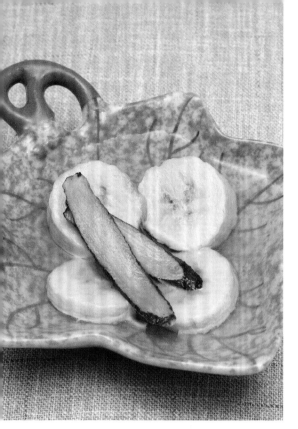

甘草冰糖炖香蕉

本品有健脾养胃、滋阴润燥、润肠通便的功效，适合肠胃积热、阴虚型便秘的患者。

材料

香蕉1根，冰糖、甘草各适量

做法

❶ 将甘草洗净。

❷ 取香蕉去皮，切片，放入盘中。

❸ 加冰糖、甘草适量，隔水蒸透。

食疗解析

　　香蕉具有清热、通便、解酒、降血压、抗癌之功效，其富含膳食纤维，可润肠通便，对于便秘、痔疮患者大有益处。香蕉还富含钾，能降低机体对钠盐的吸收，有降血压的作用。其所含的维生素C是天然的"免疫强化剂"，可增强人体抵抗力。

滑子菇扒小白菜

本品具有健脾利尿、促进吸收的功效，适合脾胃虚弱、小便不利的患者。

材料

小白菜350克，滑子菇150克，枸杞子20克，盐、蚝油、水淀粉、高汤、食用油各适量

做法

❶ 将小白菜洗净，切段，入沸水中汆熟，装盘备用；滑子菇洗净；枸杞子洗净。

❷ 炒锅注油烧热，放入滑子菇炒至熟，加高汤煮沸，加入枸杞子、盐、蚝油调味，用水淀粉勾芡，起锅倒在小白菜上即可。

食疗解析

　　小白菜有利尿、消肿、通便的作用；滑子菇含有蛋白质、膳食纤维等成分，对人体非常有益。

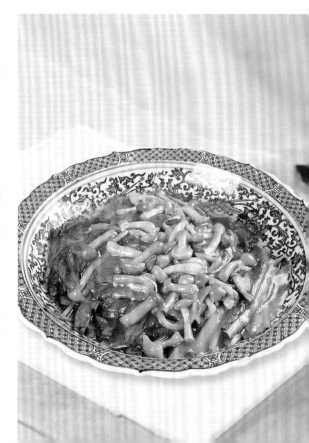

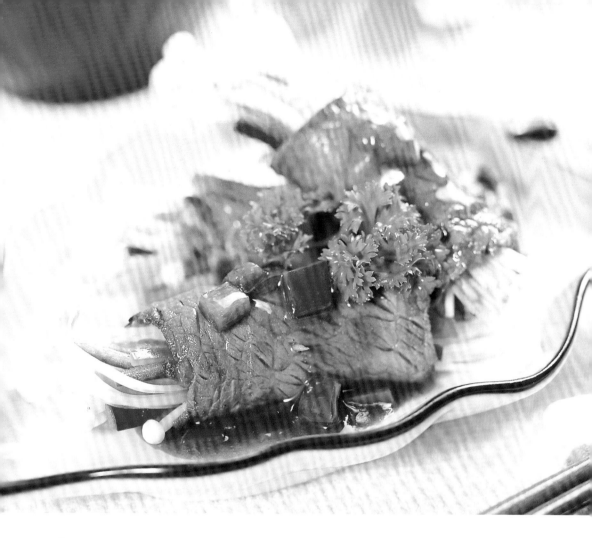

金针菇牛肉卷

本品具有健脾养胃的功效，适合脾胃虚弱型的慢性胃炎患者。

材料

金针菇 250 克，牛肉 100 克，青甜椒、红甜椒各 10 克，食用油 10 毫升，日本烧烤汁 30 毫升，香菜少许

做法

❶ 牛肉洗净，切成长薄片。

❷ 青甜椒洗净切丝；红甜椒洗净，部分切丝，部分切粒；金针菇用清水洗净备用。

❸ 将金针菇、甜椒丝卷入牛肉片。

❹ 锅中注油烧热，放入牛肉卷和红甜椒粒煎熟，淋上日本烧烤汁，撒上香菜即可。

食疗解析

　　牛肉具有益气、健脾、强筋骨之功效，对脾胃虚弱型的慢性胃炎患者皆有很好的食疗作用，对肝病、胃肠道炎症、消化性溃疡等病症也有较好的疗效。牛肉富含蛋白质，可促进肌肉的生长，且富含 B 族维生素，可增强免疫力。此外，金针菇含锌量较高，对预防男性前列腺疾病较有助益。

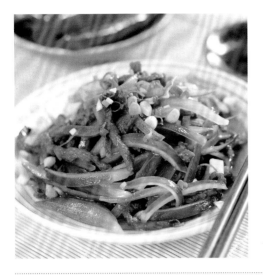

洋葱炒牛肉丝

材料

洋葱、牛肉各 150 克，姜丝 3 克，蒜片 5 克，盐、味精、葱花、食用油各适量

做法

❶ 牛肉洗净去筋切丝；洋葱洗净切丝。

❷ 将牛肉丝用少许盐腌渍。

❸ 锅上火，加油烧热，放入牛肉丝快速煸炒，再放入蒜片、姜丝，待牛肉炒出香味后加入剩余的盐、味精，放入洋葱丝略炒，最后撒上葱花即可。

木香陈皮炒肉片

材料

木香、陈皮各 3 克，猪肉片 200 克，食用油、盐各适量

做法

❶ 先将木香、陈皮用清水洗净，然后把陈皮切丝备用。

❷ 在锅内放少许食用油，烧热后放入猪肉片炒片刻。

❸ 加适量清水，待熟时放陈皮、木香及盐翻炒几下即可。

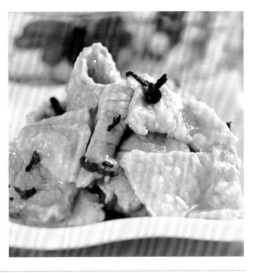

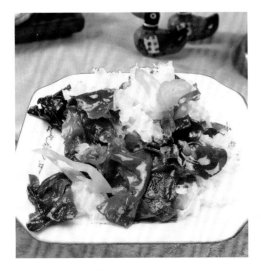

拌双耳

材料

黑木耳、银耳各 100 克，青椒、红椒各少许，盐 3 克，味精 1 克，醋 8 毫升

做法

❶ 黑木耳、银耳洗净，泡发；青椒、红椒洗净，切成斜段，用沸水焯一下待用。

❷ 锅内注水烧沸，放入泡发的黑木耳、银耳焯熟后，捞起沥干并装入盘中。

❸ 加入盐、味精、醋拌匀，撒上青椒段、红椒段即可。

黑木耳小菜

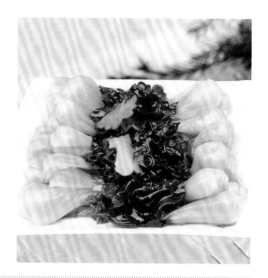

材料
黑木耳 100 克，上海青 200 克，盐 3 克，醋 6 毫升，生抽 10 毫升，香油 12 毫升，胡萝卜片少许

做法
❶ 黑木耳洗净泡发；上海青洗净。
❷ 锅内注水烧沸，放入黑木耳、上海青、胡萝卜焯熟后，捞起沥干并装入盘中。
❸ 用盐、醋、生抽、香油一起混合调成汤汁，浇在黑木耳上面即可。

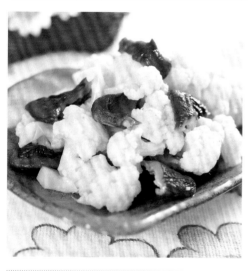

香菇烧花菜

材料
香菇 50 克，花菜 100 克，鸡汤 200 毫升，盐、味精、姜、葱、淀粉、香油各适量

做法
❶ 花菜洗净，掰成小块；香菇洗净对切。
❷ 锅中加水烧开后，下入花菜焯至熟捞出。
❸ 锅中加油烧热后，放入葱、姜煸炒出香味，放入盐、味精、鸡汤，烧开后将香菇、花菜分别倒入锅内，用微火烧至入味后，以淀粉勾芡，淋入香油，翻匀即可。

三鲜猴头菇

材料
猴头菇 150 克，香菇 100 克，荷兰豆 50 克，红椒、盐、生抽、食用油各适量

做法
❶ 猴头菇、香菇、红椒分别洗净，切块；荷兰豆去老筋洗净，切段。
❷ 油锅烧热，放入猴头菇、香菇、荷兰豆炒至断生，加入红椒翻炒至熟。
❸ 加盐、生抽调味，起锅盛盘即可。

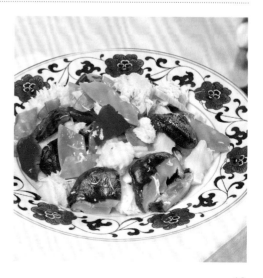

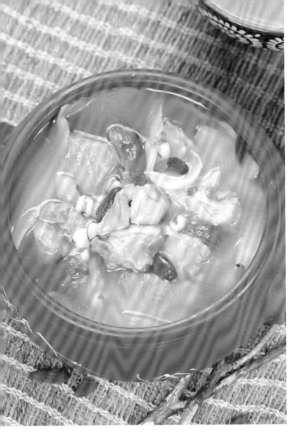

清补凉煲瘦肉

本品具有健脾渗湿、补中益胃的功效，适合脾胃湿盛型的胃下垂患者。

材料
猪瘦肉 400 克，薏米、山药各适量，枸杞子、蜜枣各 20 克，盐 3 克

做法
❶ 猪瘦肉洗净，切块；薏米、枸杞子洗净，浸泡；山药洗净，去皮，切薄片；蜜枣洗净去核。
❷ 猪瘦肉汆去血水，捞出备用。
❸ 将猪瘦肉、薏米、蜜枣放入锅中，加入清水，大火烧沸后转小火炖 2 小时，放入山药、枸杞子稍煮，加入盐调味即可。

食疗解析
薏米可健脾止泻，对痰湿中阻型、脾胃湿盛型的胃下垂患者都有很好的食疗作用。

沙参煲老鸭

本品具有养胃生津、补气养血的功效，适合胃热伤阴、气血两虚型的胃癌患者。

材料
老鸭 500 克，沙参 10 克，盐 4 克，姜片 5 克，枸杞子、葱花各适量

做法
❶ 老鸭洗净，斩块，汆烫；沙参洗净备用。
❷ 净锅上火，倒入适量清水，下入老鸭、枸杞子、沙参、姜片以大火烧开，转小火煲 1 小时。
❸ 最后加盐调味，撒上葱花点缀。

食疗解析
鸭肉具有养胃滋阴、大补虚劳、利水消肿之功效，适合气血两虚以及胃热伤阴型的胃癌患者食用。鸭肉还可用于治疗干咳痰少、咽喉干燥、水肿、小便不利等症。

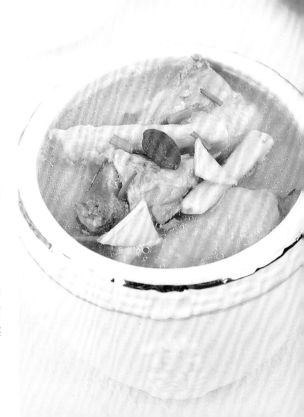

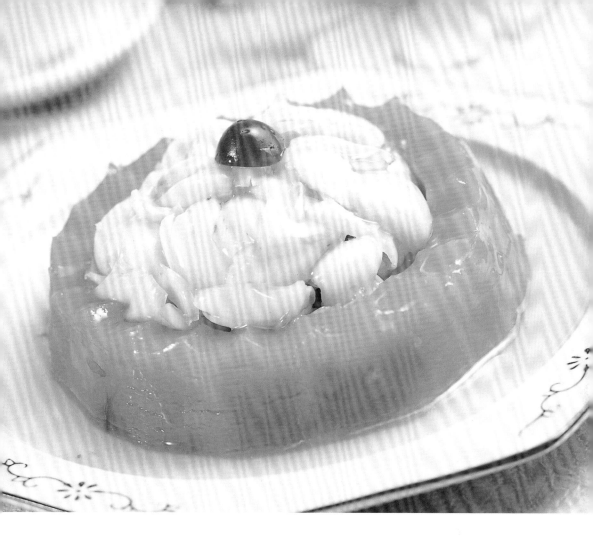

南瓜百合

本品具有益气健脾、滋阴养胃、消炎止痛的功效，适合脾胃气虚、胃阴亏虚型的慢性胃炎患者。

材料
南瓜 250 克，百合 200 克，砂糖 20 克，蜜汁 5 毫升，圣女果 1 个

做法
❶ 南瓜洗净，表面切锯齿花刀。
❷ 百合洗净，用砂糖拌匀，放入南瓜中，上火蒸 8 分钟。
❸ 取出，淋上蜜汁即可。
❹ 最后放上圣女果做装饰。

食疗解析
　　南瓜具有消炎止痛、润肺益气、止喘化痰、降低血糖等功效，对胃阴亏虚型以及脾胃气虚型慢性胃炎有很好的食疗作用。南瓜还可减少粪便中毒素对人体的危害，防止结肠癌的发生，对高血压及肝脏的一些病变也有预防和辅助治疗作用。另外，南瓜中胡萝卜素含量较高，可保护眼睛。百合中的蛋白质和多糖可提高人体的免疫力，其中的百合苷，还有镇静和催眠的作用。

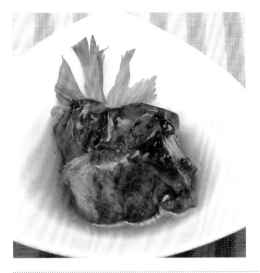

党参黄芪蒸排骨

材料

小排骨 120 克，葱 5 克，豆腐乳、姜片、党参、黄芪各 3 克，八角 2 克，盐、食用油各适量

做法

❶ 小排骨用盐腌渍，入油锅中炒至金黄色。

❷ 党参、黄芪、八角放入锅中，加适量水煮开，加入豆腐乳、姜片等转入大火煮沸。

❸ 在蒸锅里铺上葱段，加入小排骨和做法 2 中的汤汁，放入蒸笼蒸 1 小时。倒出汤汁，用淀粉勾芡，淋在小排骨上即可。

枳实金针汤河粉

材料

厚朴、枳实各 10 克，金针菇 45 克，胡萝卜丝 15 克，黄豆芽 5 克，河粉 90 克，香菇片、葱段、盐各适量

做法

❶ 厚朴、枳实加水以小火煮沸，滤取药汁。

❷ 黄豆芽洗净；河粉放入锅中煮熟，捞出。

❸ 河粉、药汁入锅煮沸，加入黄豆芽、胡萝卜、香菇片、金针菇、葱段煮熟，放入盐即可。

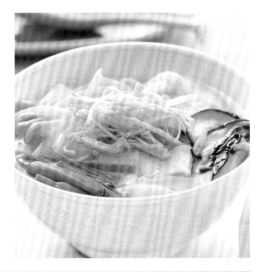

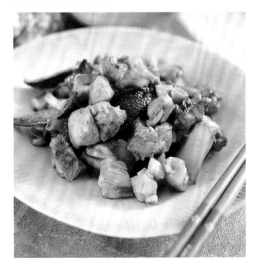

青皮炒兔肉

材料

兔肉 150 克，青皮 12 克，姜末 9 克，料酒、盐、葱段、蒜、酱油、食用油、香油各适量

做法

❶ 青皮用温水泡过后切小块；兔肉洗净切丁，用少许盐、料酒、少许酱油腌渍。

❷ 油锅烧热，将兔肉翻炒至肉色发白，放入青皮、蒜、姜末、葱段继续翻炒，待兔肉丁熟时，加剩余的酱油及盐，炒至收干水分，淋上香油即成。

干贝黄瓜盅

材料

黄瓜 150 克，新鲜干贝 100 克，生地黄、芦根、枸杞子各 10 克，盐、水淀粉各适量

做法

❶ 生地黄和芦根加水煎汁备用；黄瓜去皮切段，挖除黄瓜籽，并塞入 1 个干贝。

❷ 枸杞子撒在黄瓜上蒸熟。

❸ 药汁倒入锅内加热，沸腾时调入水淀粉、盐勾芡，趁热均匀淋在蒸好的黄瓜干贝盅上面，即可食用。

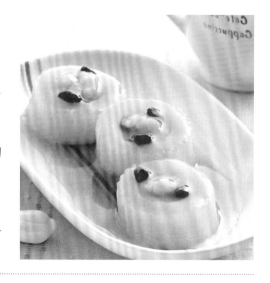

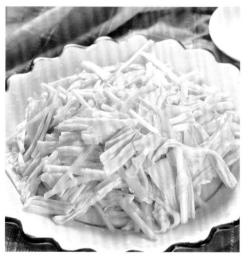

韭黄炒腐竹

材料

腐竹、韭黄各 200 克，蚝油 8 毫升，盐、蒜片、食用油各适量

做法

❶ 腐竹用清水泡软后洗净切段；韭黄浸泡洗净，切段。

❷ 水煮沸后下入腐竹煮沸，捞起沥干水分。

❸ 锅中加油烧热后，爆香蒜片，下入韭黄炒熟，加入腐竹，调入盐、蚝油炒匀即可。

制附子蒸羊肉

材料

鲜羊肉 500 克，制附子 20 克，葱、姜丝、料酒、清汤、盐、熟猪油、味精、胡椒粉各适量

做法

❶ 将羊肉洗净随冷水下锅煮熟。

❷ 取大碗，放入羊肉、制附子、料酒、熟猪油、葱、姜丝、清汤、盐。

❸ 隔水蒸 3 小时，加胡椒粉、味精调味即可。

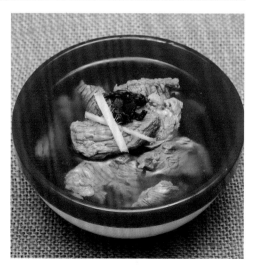

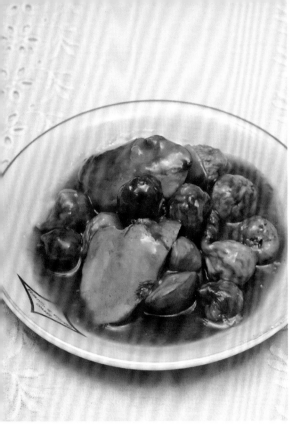

无花果煎鸡肝

本品具有滋阴、健胃、增强免疫力的功效，适合胃癌患者，尤其适合胃热伤阴型的胃癌患者。

材料

鸡肝 100 克，无花果、砂糖各少许

做法

❶ 鸡肝洗净，入沸水汆烫；无花果洗净。

❷ 锅加热，入油，待热时加入鸡肝、无花果一同爆炒，直到鸡肝熟透、无花果飘香。

❸ 砂糖加适量水煮至溶化，待鸡肝煎熟时盛起，淋上砂糖液调味。

食疗解析

无花果有健胃、润肠、利咽、防癌、滋阴、催乳的功效。本品能提高细胞的活力，提高人体免疫功能，具有抗衰防老、减轻肿瘤患者化疗毒副作用的功效。

小鲍鱼参杞汤

本品具有滋阴、清热、润燥的功效，适合阴虚胃热型十二指肠溃疡患者。

材料

鲜小鲍鱼 2 个，猪瘦肉 150 克，人参片 12 片，枸杞子 30 克，鸡精、盐各适量

做法

❶ 将小鲍鱼洗净；猪瘦肉洗净，切块；人参片、枸杞子均洗净。

❷ 将以上材料放入炖盅内，加适量开水，盖上盅盖，隔水用中火蒸 1 小时。

❸ 熟后，调入盐、鸡精即可。

食疗解析

鲍鱼具有清热润燥、清肝凉血等功效。此外，鲍鱼的贝壳具有清肝、明目等功效。

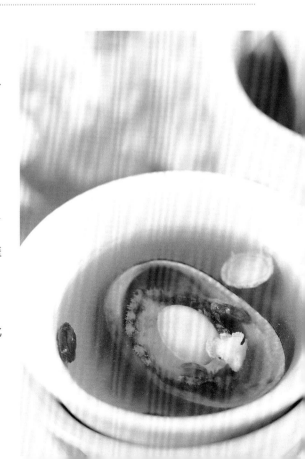

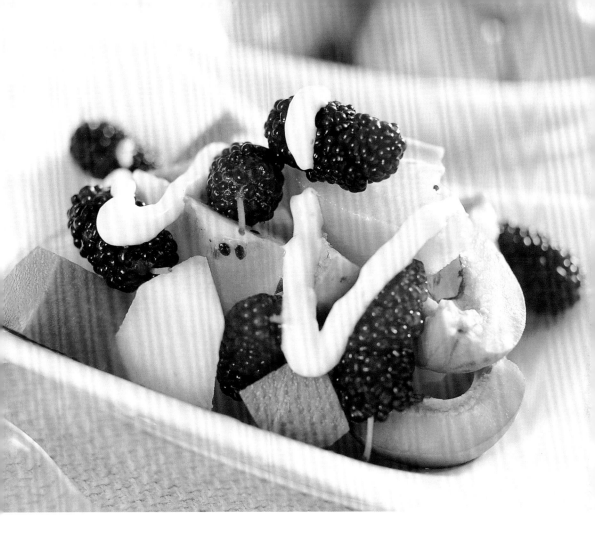

桑葚沙拉

本品具有健脾养胃、滋阴生津、润肠通便的功效，适合阴虚、脾胃不适的患者。

材料

胡萝卜 30 克，青梅 2 个，哈密瓜 100 克，梨 1 个，桑葚 50 克，山竹 1 个，沙拉酱适量

做法

❶ 胡萝卜洗净，切块；青梅去核，切半。

❷ 哈密瓜去皮，切块；桑葚洗净；梨洗净去皮切块；山竹去皮掰成块。

❸ 将所有的材料放入盘子中，挤上沙拉酱即可食用。

食疗解析

　　桑葚具有生津润肠的功效，可防止因便秘引起的肛裂程度加重，此外，它还可补肝益肾、明目乌发。桑葚可以促进血红细胞的生成，防止白细胞减少，常食桑葚还可以明目，缓解眼睛疲劳干涩的症状。桑葚还有改善肤质、滋养肌肤、使皮肤白嫩等作用，并能延缓衰老。多食桑葚对人体有很大的益处，还可将桑葚搭配其他水果打成汁饮用。

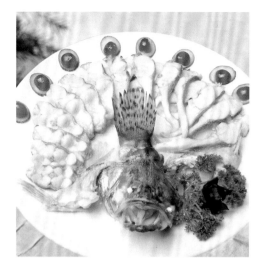

孔雀鳜鱼

材料

鳜鱼1条，盐4克，料酒、蒸鱼豉油、食用油、圣女果、黄瓜片各适量

做法

❶ 将鳜鱼收拾干净，去头尾后切块，用盐和料酒腌渍10分钟。

❷ 将鱼头、鱼尾摆好，鱼块围着鱼头，摆成孔雀开屏状。上锅以大火蒸10钟，浇上蒸鱼豉油。将少许食用油倒入锅中烧热，淋在鱼上，点缀圣女果、黄瓜片。

韭菜炒腰花

材料

韭菜、猪腰各150克，核桃仁20克，红椒30克，盐、味精、鲜汤、水淀粉、食用油各适量

做法

❶ 韭菜洗净切段；猪腰洗净切花刀，再切成条，汆烫去血水；红椒洗净切丝。

❷ 盐、味精、水淀粉和鲜汤搅成芡汁。

❸ 油锅烧热，加入红椒爆香，再依次加入猪腰花、韭菜、洗净的核桃仁翻炒，快出锅时调入芡汁炒匀即可。

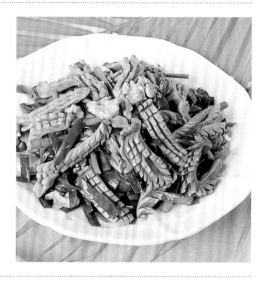

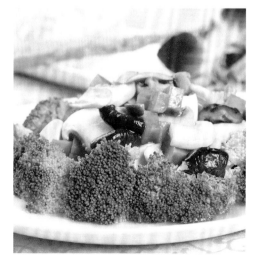

西蓝花炒双菇

材料

草菇、水发香菇各80克，西蓝花1棵，胡萝卜1根，盐、蚝油、砂糖、水淀粉各适量

做法

❶ 胡萝卜洗净切片；西蓝花洗净掰成小朵。

❷ 将胡萝卜片、草菇、西蓝花用热水汆烫。草菇切片，香菇切块。

❸ 锅烧热，放入蚝油，放香菇、胡萝卜、草菇、西蓝花炒匀，加清水焖煮，加盐、砂糖调味，以水淀粉勾芡即可。

香菇焖油菜

材料

油菜 300 克，香菇 10 朵，高汤半碗，淀粉、盐、砂糖、味精各适量

做法

❶ 油菜洗净，对切成两半；香菇泡发洗净，去蒂，切块。

❷ 炒锅入油烧热，先放入香菇炒香，再放入油菜、盐、砂糖、味精，加入高汤，加盖焖约 2 分钟，以水淀粉勾一层薄芡即可出锅装盘。

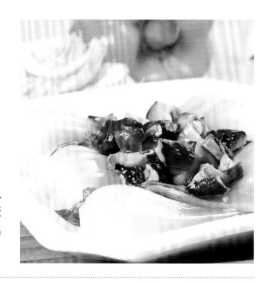

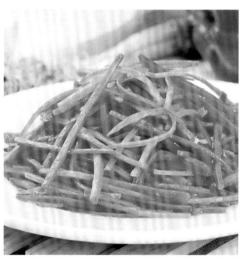

葱香胡萝卜丝

材料

胡萝卜 300 克，葱丝、姜丝、食用油、盐、味精各适量

做法

❶ 将胡萝卜洗净，去根，切细条状。

❷ 锅置火上，下油，用中火烧至五六成热时，放入葱丝、姜丝炝锅，倒入胡萝卜丝煸炒一会儿；加入盐，添少许清水稍焖一会儿，待胡萝卜丝熟后再用味精调味，翻炒均匀，盛入盘中即成。

大刀笋片

材料

莴笋 400 克，枸杞子 30 克，盐、砂糖各 3 克，香油 15 毫升

做法

❶ 将莴笋去皮洗净后，用刀切成大刀片状，放开水中焯至断生，捞起沥干水，装盘。

❷ 枸杞子洗净，放入开水中烫熟，再撒于莴笋片上。

❸ 盐、砂糖、香油一起放碗中拌匀，淋在莴笋片上即可。

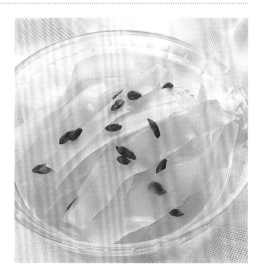

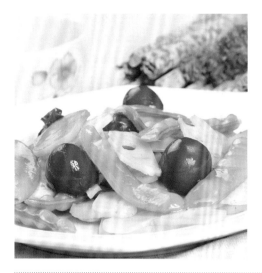

清炒刀豆

材料

刀豆、山药、藕、南瓜各 100 克，荸荠 4 个，圣女果 3 个，葱丝、姜丝、盐、食用油各适量

做法

❶ 刀豆择洗干净；山药、藕、荸荠、南瓜去皮洗净，切片；将圣女果洗净。

❷ 油锅上火加热，加油爆香葱丝和姜丝，放刀豆、山药、藕、荸荠、南瓜，大火炒熟，调入盐，放上圣女果即成。

玉竹沙参焖老鸭

材料

玉竹、沙参各 20 克，老鸭 1 只，葱、姜、味精、盐各适量

做法

❶ 将老鸭洗净，斩块，放入锅内；姜洗净去皮切片；葱洗净切成葱花。

❷ 锅内加入沙参、玉竹、姜、葱花，加水适量，先用大火烧沸。

❸ 转用小火焖煮 1 小时后加入盐、味精即可。

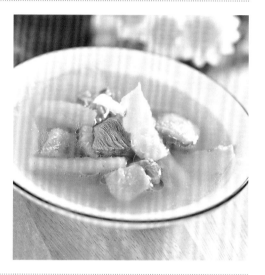

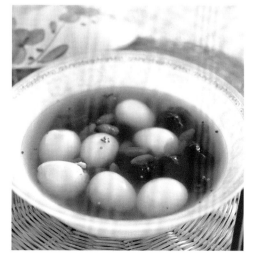

菟丝子煲鹌鹑蛋

材料

菟丝子、红枣、枸杞子各 12 克，熟鹌鹑蛋 200 克，料酒 20 毫升，盐适量

做法

❶ 菟丝子洗净，装入小布袋中，绑紧袋口；红枣及枸杞子均洗净。

❷ 将红枣、枸杞子及菟丝子放入锅内，加入适量水，再加入鹌鹑蛋、料酒煮开。

❸ 改小火续煮约 30 分钟，加入盐调味即可。

豆浆炖羊肉

材料

羊肉 500 克，山药 200 克，豆浆 500 毫升，食用油、盐、姜、葱丝各少许

做法

❶ 将山药去皮洗净切片；羊肉洗净切成片。

❷ 将山药、羊肉和豆浆一起倒入锅中，加清水适量，再加入食用油、姜，大火烧开，转小火炖 2 小时。

❸ 最后调入盐，撒上葱丝即可。

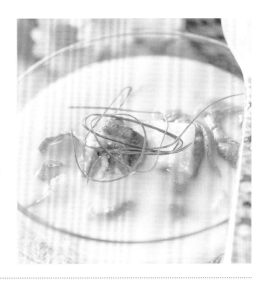

金针菇鱼头汤

材料

鱼头 1 个，金针菇 150 克，姜、葱、味精、盐、红甜椒片、高汤、食用油各适量

做法

❶ 鱼头洗净去鳃，对切；金针菇洗净，切去根部；葱洗净切成葱花；姜洗净切片。

❷ 鱼头、姜片入锅，用高油温煎至金黄。

❸ 另起锅下入高汤，加入鱼头、金针菇，煮至汤汁变成奶白色时，加入盐、味精稍煮，撒上葱花、红甜椒片即可。

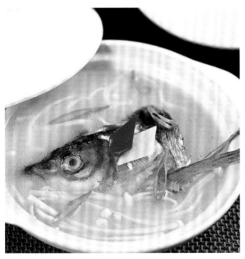

药材炖乌鸡

材料

乌鸡 1 只，红枣、枸杞子、当归各 5 克，干山药、党参各 10 克，盐、鸡精、姜丝、食用油各适量

做法

❶ 姜丝用热油爆香，注入清水，水沸后下入洗净的乌鸡块焯一下，捞出，滤除血水。

❷ 锅置火上，倒入清汤，放入乌鸡、党参、枸杞子、干山药、当归、红枣，大火炖 2 小时，调入鸡精、盐，拌匀即可。

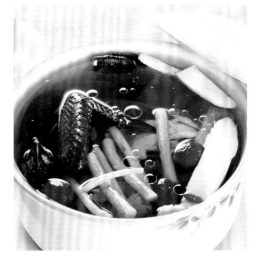

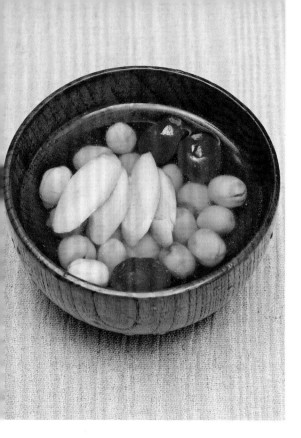

人参莲子汤

本品具有健脾益气的功效，适合中气下陷的胃下垂患者。

材料
莲子 40 克，人参片、红枣、冰糖各 10 克

做法
❶ 红枣洗净、去核，用水泡发 30 分钟；莲子洗净，泡发备用。

❷ 莲子、红枣、人参片放入炖盅，加水至盖满材料（约 10 分钟），移入蒸笼内，转中火蒸煮 1 小时。

❸ 随后加入冰糖续蒸 20 分钟，取出即可。

食疗解析
　　莲子具有健脾补胃、涩肠止泻、养心安神、固精止遗的作用，非常适合中气下陷的胃下垂患者食用。

海带排骨汤

本品具有清热、散结、化痰的功效，适合痰湿凝滞型的胃癌患者。

材料
排骨 180 克，海带 100 克，鸡精、盐各适量

做法
❶ 将排骨洗净斩成小块；海带泡发后打结。

❷ 将排骨、海带放入盅内，蒸 2 小时。

❸ 最后放入盐、鸡精调味即可。

食疗解析
　　海带具有软坚散结、防癌抗癌、清热化痰的作用，适合痰湿凝滞型的胃癌患者食用。海带还具有降血压、防治夜盲症、维持甲状腺正常功能的功效。

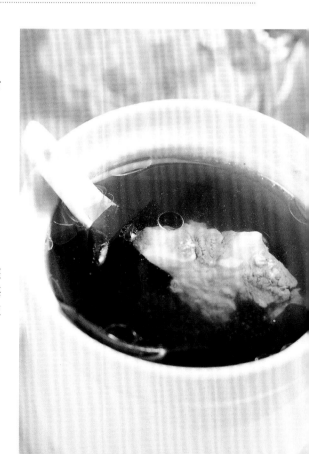

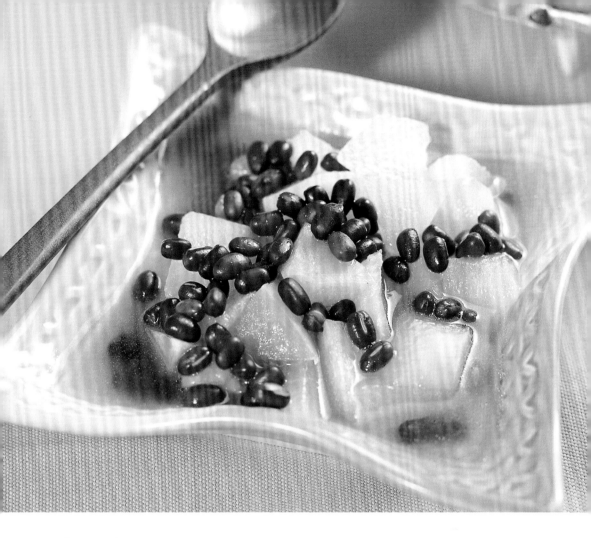

冬瓜红豆汤

本品有清热泻火、养胃生津的功效，适合肝胃郁热以及胃阴亏虚型的慢性胃炎患者。

材料
冬瓜 200 克，红豆 100 克，盐、鸡精、食用油各适量

做法
❶ 冬瓜去皮洗净，切块；红豆泡发洗净。

❷ 锅入水烧开，放入红豆余至八成熟，捞出沥干水分备用。

❸ 锅下油烧热，放入冬瓜略炒，加入清水，放入红豆，加盐、鸡精调味，煮熟装盘即可食用。

食疗解析
　　冬瓜具有清热消暑、益胃生津、利水消肿、减肥美容的功效，对胃阴亏虚、肝胃郁热型的慢性胃炎患者有较好的食疗作用。冬瓜还能美容减肥，对慢性支气管炎、肠炎、肺炎等感染性疾病有一定的治疗作用。红豆富含淀粉，具有健胃、利小便、补血的功效，其蛋白质中赖氨酸含量较高，宜与谷类食品混合成豆饭或豆粥食用，有营养互补的作用。

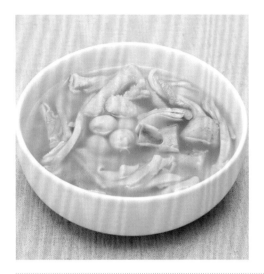

四神沙参炖猪肚

材料

猪肚半个，芡实、茯苓、薏米各30克，盐少许，沙参25克，莲子、山药各50克

做法

❶ 猪肚洗净汆烫后切条；芡实、薏米洗净；山药去皮切块；莲子、茯苓、沙参冲净。

❷ 将除了莲子和山药以外的药材和猪肚放入锅中，加水煮沸后，转小火炖30分钟，加入莲子和山药，续炖30分钟，至猪肚熟烂后，加盐调味即可。

山药白术炖羊肚

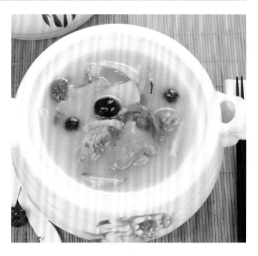

材料

羊肚250克，红枣、枸杞子各15克，干山药、白术各10克，盐、鸡精各2克

做法

❶ 羊肚洗净，切块汆烫；干山药洗净；白术洗净，切段；红枣、枸杞子洗净，浸泡。

❷ 锅中加水烧开，放入羊肚、山药、白术、红枣、枸杞子，加盖。

❸ 炖2小时后调入盐和鸡精即可。

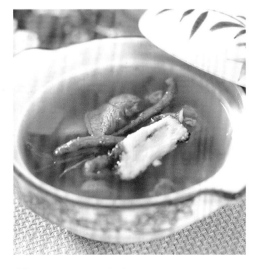

当归炖羊肉

材料

当归10克，姜20克，羊肉100克，盐3克

做法

❶ 将羊肉洗净后切成方块；当归、姜洗净，切片备用。

❷ 羊肉入锅，加适量水、当归、姜片同炖至羊肉熟透。

❸ 加入盐调味即可。

粉葛红枣炖猪骨

材料

猪骨 200 克，粉葛、红枣各适量，盐 3 克，姜片少许

做法

❶ 粉葛洗净，切成块；红枣洗净，泡发；猪骨洗净，斩块。

❷ 锅入沸水，下猪骨汆去血水，捞出洗净。

❸ 将粉葛、红枣、猪骨、姜片放入炖盅，注入清水，大火烧沸后改小火炖煮 2.5 小时，加盐调味即可。

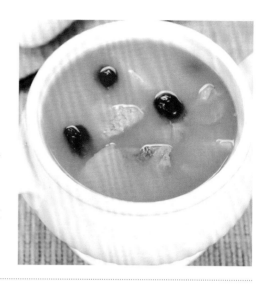

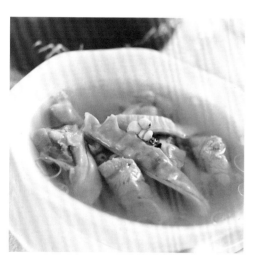

肉桂炖猪肚

材料

猪肚 150 克，猪瘦肉 50 克，薏米、姜、肉桂各 5 克，盐 4 克

做法

❶ 猪肚里外洗净，汆烫后切成长条；猪瘦肉洗净后切成块。

❷ 姜去皮洗净，用刀将姜拍烂；薏米洗净泡发 1 小时；肉桂浸透洗净，刮去粗皮。

❸ 将以上备好的材料放入炖盅，加适量清水，隔水炖 2 小时，调入盐调味即可。

黄芪猪肝汤

材料

猪肝片 200 克，当归、黄芪各 15 克，丹参、生地黄、姜各 8 克，料酒、盐、香油各适量

做法

❶ 将当归、黄芪、丹参、生地黄洗净，加 3 碗水，熬取药汁备用。

❷ 香油加姜爆香后，加入猪肝片炒至半熟，盛起备用。

❸ 将料酒、药汁入锅煮开，入猪肝片煮开，加盐调味即可。

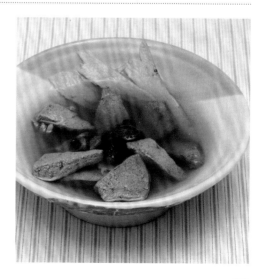

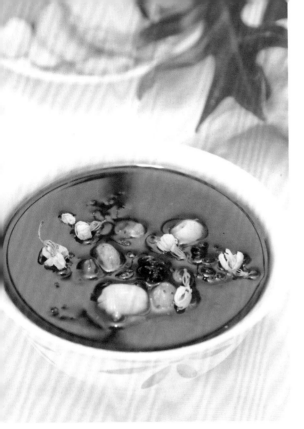

黑米红豆茉莉花粥

本品具有益气健脾、疏肝理气、养胃生津的功效，适合脾胃气虚、肝胃不和、胃阴亏虚型的慢性胃炎患者。

材料

黑米 50 克，红豆 30 克，茉莉花适量，莲子、花生仁各 20 克，砂糖 5 克

做法

❶ 黑米、红豆均泡发洗净；莲子、花生仁、茉莉花均洗净。

❷ 锅置火上，倒入清水，放入黑米、红豆、莲子、花生仁煮开。

❸ 加入茉莉花同煮至浓稠状，调入砂糖。

食疗解析

　　黑米具有健脾开胃、滋阴补肾、益气强身、养精补血的功效。本品适合脾胃气虚、肝胃不和以及胃阴亏虚型的慢性胃炎患者食用。

赤小豆麦片粥

本品具有健脾养胃、利湿解毒的功效，适合湿热中阻型的急性胃炎患者。

材料

赤小豆 30 克，燕麦片 20 克，大米 70 克，砂糖 4 克

做法

❶ 大米、赤小豆均泡发洗净；燕麦片洗净。

❷ 锅中倒入清水，放入大米、赤小豆煮开。

❸ 加入燕麦片同煮至浓稠状，调入砂糖拌匀即可。

食疗解析

　　赤小豆具有利水除湿、和血排脓、消肿解毒、滋补强壮、健脾养胃等功效，可用来治疗湿热中阻型的急性胃肠炎以及水肿、黄疸、泻痢、便血、痈肿等病症。

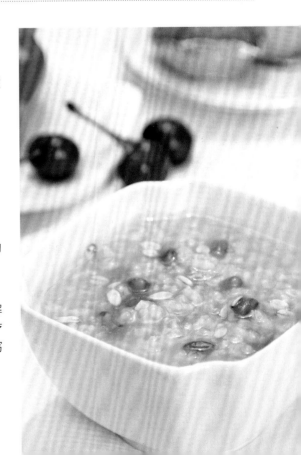

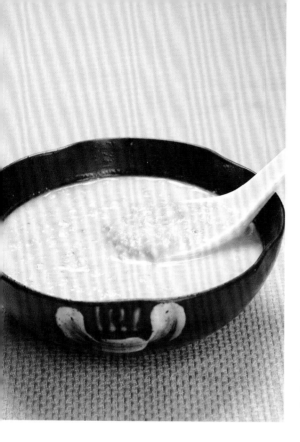

四仁鸡蛋粥

本品具有健脾养胃、润肠通便的功效，适合阳虚型的便秘患者。

材料

核桃仁、花生仁各40克，白果、甜杏仁各20克，鸡蛋2个

做法

❶ 白果去壳、去皮；将白果、甜杏仁、核桃仁、花生仁洗净，共研成粉末，用干净干燥的瓶罐收藏，放于阴凉处。

❷ 每次取20克加水煮沸，冲入鸡蛋，盛入小碗内，搅拌均匀即可。

食疗解析

　　核桃具有补肾、温肺、润肠的功效，常用于腰膝酸软、阳痿遗精、虚寒喘嗽、大便秘结等症。核桃中富含油酸、亚油酸等不饱和脂肪酸，是预防动脉硬化、冠心病的佳品。

红枣柏子小米粥

本品具有补血养心、健脾和胃的功效，适合气血不足的胃炎及十二指肠溃疡患者食用。

材料

红枣10颗，小米100克，柏子仁15克，砂糖少许

做法

❶ 红枣、柏子仁、小米分别洗净。

❷ 红枣、柏子仁分别放进碗内，泡发待用。

❸ 红枣、柏子仁放入砂锅内，加清水熬煮。

❹ 再加入小米共煮成粥，至黏稠状时，加入砂糖，搅拌均匀即可。

食疗解析

　　小米能健脾和胃；红枣能补益生血，故本品适合气血不足的消化性溃疡患者食用。

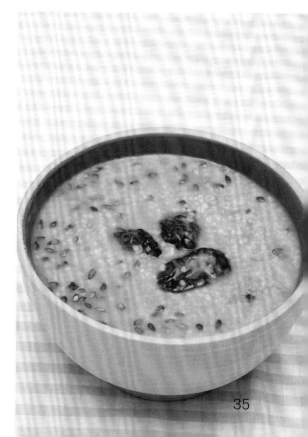

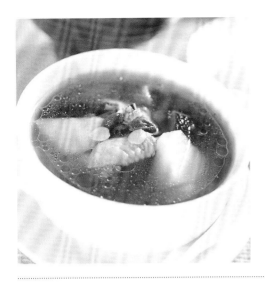

四宝炖乳鸽

材料
乳鸽半只，山药、白果各100克，香菇40克，枸杞子13克，清汤700毫升，葱段、姜片、料酒、盐、杏仁各适量

做法
❶ 将乳鸽洗净剁成小块；香菇泡发。
❷ 山药去皮切成小滚刀块，同乳鸽块飞水。
❸ 白果、山药、香菇、枸杞子、乳鸽、杏仁及葱段放入清汤中，加入姜片、料酒、盐调味，入笼中蒸约2小时，去葱、姜即成。

芥菜生鱼汤

材料
生鱼1条，芥菜200克，姜10克，葱、盐、鸡精、香油、食用油各适量

做法
❶ 鱼洗净切块；姜去皮，切片；芥菜洗净，切片；葱去根，洗净，切花。
❷ 热油锅，爆香姜片，将鱼块煎至金黄色。
❸ 锅中加入清水，待汤煮沸，放入芥菜和鱼一起熬煮，至芥菜熟烂，调入盐、鸡精，撒上葱花，淋入少许香油。

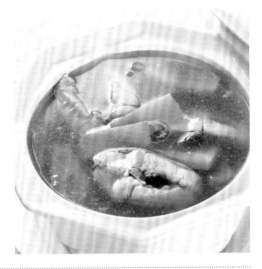

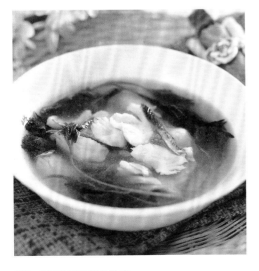

紫苏鱼片汤

材料
香菜50克，鳊鱼100克，紫苏叶10克，姜、盐、酱油、食用油各适量

做法
❶ 紫苏叶洗净细丝；姜洗净切细丝。
❷ 鱼肉洗净，切薄片，用少许盐、食用油、姜丝、紫苏叶丝、酱油拌匀，腌渍。
❸ 锅内放适量清水煮沸，放入腌渍过的鱼片，小火煮至刚熟，加入香菜及剩余的盐即可。

红糖饯红枣花生

材料

干红枣、红糖各 50 克，花生 100 克

做法

❶ 花生略煮一下放凉，去皮。

❷ 将花生仁与泡发的红枣一同放入煮花生的
水中。

❸ 再加适量冷水，先用大火煮开，再用小火
煮半小时左右。

❹ 加入红糖，待其溶化后，收汁即可。

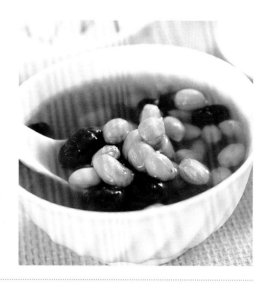

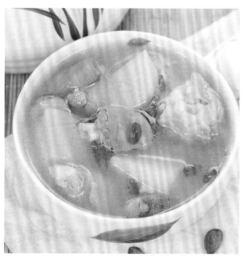

白萝卜煲羊肉

材料

羊肉 350 克，白萝卜 100 克，姜、枸杞子各
10 克，盐 3 克

做法

❶ 羊肉洗净斩块，汆烫；白萝卜洗净，去皮，
切块；姜洗净，切片；枸杞子洗净。

❷ 炖锅中注水，烧沸后放入羊肉、白萝卜、姜、
枸杞子以小火炖 2 小时。

❸ 转大火后调入盐，稍炖即可。

佛手延胡索猪肝汤

材料

佛手 10 克，延胡索 9 克，制香附 6 克，猪肝
100 克，盐、姜丝、葱花各适量

做法

❶ 猪肝洗净，切片备用。

❷ 佛手、延胡索、制香附洗净，放入锅中，
加适量水煮沸，再用小火煮 15 分钟左右。

❸ 加入猪肝片，放适量盐、姜丝、葱花调味，
熟后即可食用。

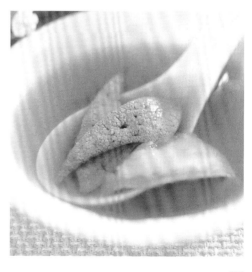

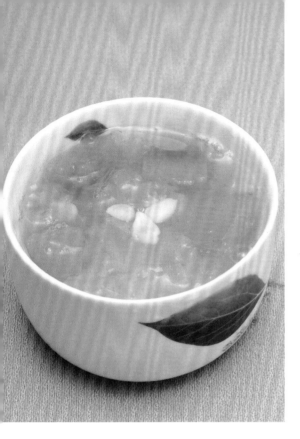

木瓜炖银耳

本品具有养胃、滋阴、益气、润肠的功效，适合胃阴虚、气虚型的便秘患者。

材料

木瓜1个，猪瘦肉、银耳、鸡爪各100克，盐3克，味精1克，砂糖2克

做法

❶ 先将木瓜洗净，去皮去瓤，切块；银耳洗净、泡发；猪瘦肉洗净、切块；鸡爪洗净沥水。

❷ 炖盅中加水，将木瓜、银耳、猪瘦肉、鸡爪一起放入炖盅，先以大火烧沸，转小火炖煮1.5小时。

❸ 炖盅内调入盐、味精、砂糖，拌匀即可。

食疗解析

银耳是一味滋补良药，特点是滋润而不腻滞，具有滋阴生津、润肺养胃的功效。

牛奶炖花生

本品具有滋阴生津、健脾养胃、润肠通便的功效，适合阴虚型的便秘患者。

材料

花生仁100克，银耳10克，红枣2颗，牛奶500毫升，冰糖适量，枸杞子20克

做法

❶ 将银耳、枸杞子、花生仁、红枣洗净。

❷ 银耳切成小片，用水泡发半小时。

❸ 砂锅上火，倒入牛奶，加入泡好的银耳、枸杞子、花生仁、红枣，加入冰糖同煮，至花生仁熟烂时即成。

食疗解析

牛奶具有补肺养胃、生津润肠之功效，可用于肠燥便秘的食疗。此外，喝牛奶还能促进睡眠安稳，泡牛奶浴可以防治失眠。

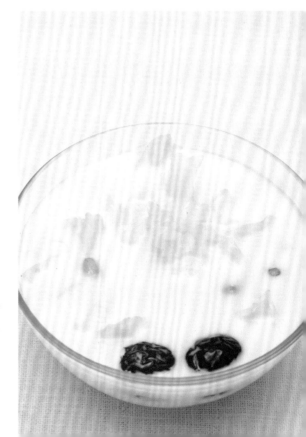

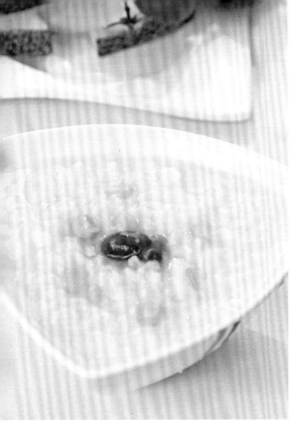

白扁豆玉米红枣粥

本品具有清热、利湿的功效，适合湿邪中阻型的急性胃炎患者。

材料

大米 110 克，玉米、白扁豆、红枣各 15 克，砂糖 6 克

做法

❶ 玉米、白扁豆洗净；红枣去核洗净；大米泡发洗净。

❷ 锅置火上，加入水，放入大米、玉米、白扁豆、红枣，用大火煮至米粒绽开。

❸ 再用小火煮至粥成，调入砂糖调味即可。

食疗解析

　　白扁豆是甘淡性平的健脾化湿药，能健脾和胃、消暑化湿、渗湿止泻，适用于脾胃虚弱、便溏腹泻等病症。

苹果玫瑰奶酪

本品具有行气消积、健胃生津的功效，适合气机郁滞型的便秘患者。

材料

玫瑰花 10 克，山楂 8 克，苹果 350 克，低脂牛奶、鲜奶油各 250 毫升，砂糖 50 克

做法

❶ 将玫瑰花、山楂煎取药汁备用。

❷ 苹果去皮切小丁，加 10 克砂糖，入锅用小火煮至苹果颜色变深，舀入模型杯中。

❸ 药汁、低脂牛奶、鲜奶油和 40 克砂糖倒入锅中，边加热边搅拌，沸腾时关火；倒入模型杯中冷藏，撒上少许苹果丁和少许玫瑰花装饰。

食疗解析

　　苹果具有健胃、生津、通便、消食的功能。苹果中大量的膳食纤维，可促进肠道蠕动。

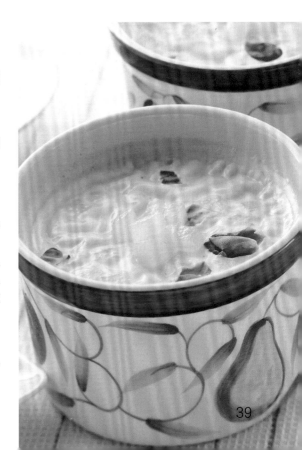

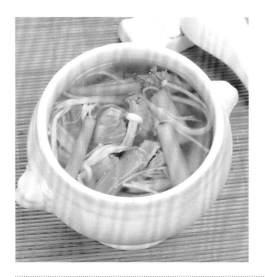

芹菜金针菇猪肉汤

材料

猪瘦肉300克，金针菇50克，芹菜100克，响螺、盐、鸡精各适量

做法

❶ 猪瘦肉洗净，切块；金针菇洗净，浸泡；芹菜洗净，切段；响螺洗净，取肉。

❷ 猪瘦肉、响螺肉入沸水中汆去血水捞出。

❸ 锅中注水烧沸，放入猪瘦肉、金针菇、芹菜、响螺肉慢炖2.5小时，加入盐和鸡精调味即可。

山楂麦芽猪腱汤

材料

猪腱150克，山楂、麦芽各适量，盐、鸡精各2克

做法

❶ 山楂洗净，切开去核；麦芽洗净；猪腱洗净，斩块。

❷ 猪腱放入沸水中汆去血水，取出洗净。

❸ 另起瓦锅注水，用大火烧开，下入猪腱、麦芽、山楂，改小火煲2.5小时，加盐、鸡精调味即可。

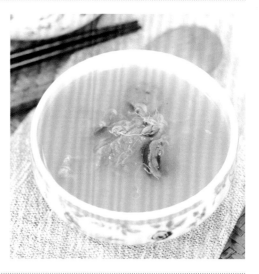

胡椒煲猪肚

材料

猪肚300克，胡椒20克，盐、味精、料酒、姜、葱各适量

做法

❶ 猪肚洗净切片；葱洗净切成葱花；姜洗净去皮切片。

❷ 猪肚片入热水中煮至八成熟，捞出沥水。

❸ 锅中注入适量水，放入猪肚、胡椒、姜片煲至猪肚熟烂，加入盐、味精、料酒，撒上葱花即可。

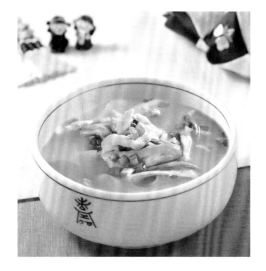

黑豆炖狗肉

材料

狗肉 300 克，黑豆 100 克，香油 5 毫升，姜、葱、盐各 3 克

做法

❶ 将狗肉洗净，切成小块；黑豆洗净泡发；姜洗净切片；葱洗净切葱花。

❷ 再将切好的狗肉下入沸水中，焯去血水。

❸ 锅中加适量水，放入狗肉、黑豆，再加入姜片、葱花炖至狗肉熟烂，加盐调味，淋上香油即可。

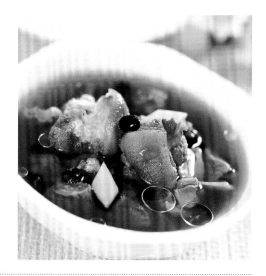

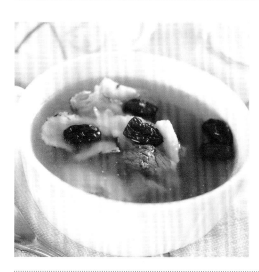

当归红枣煲牛肉

材料

牛肉 500 克，当归 30 克，红枣 10 颗，盐、味精各适量

做法

❶ 牛肉洗净，切块。

❷ 当归、红枣洗净。

❸ 将牛肉、当归、红枣放入锅内，加入适量水，先用大火煲至水开，再改用小火煲 2 ~ 3 小时。

❹ 最后加入盐、味精调味即可。

黑豆肉苁蓉汤

材料

黑豆 250 克，淡菜 200 克，肉苁蓉 10 克，姜片少许，盐适量

做法

❶ 铁锅不加油，将黑豆洗净加入炒至裂开，用清水洗去浮渣，晾干。

❷ 肉苁蓉、淡菜洗净备用。

❸ 将姜片投入锅内，加水开大火煮沸。

❹ 放入黑豆、肉苁蓉、淡菜，用中火煲 3 小时，起锅前，加入盐调味即可。

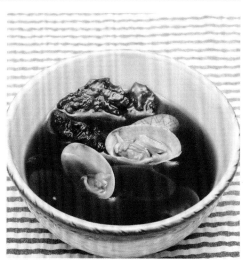

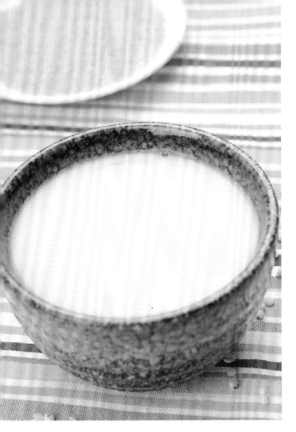

高粱小米豆浆

本品有温胃散寒、健脾和胃的功效，适合脾胃虚寒型的十二指肠溃疡患者。

材料
黄豆 50 克，高粱、小米各 25 克

做法
❶ 黄豆用清水浸泡至发软，捞出洗净；高粱、小米淘洗干净。

❷ 将上述材料放入豆浆机中，加水至上下水位线之间。

❸ 搅打成豆浆，烧沸后滤出即可。

食疗解析
　　高粱具有温中健脾、涩肠胃、止腹泻、利小便等功效，对脾胃虚寒型的消化性溃疡有很好的食疗作用。可用来防治消化不良、积食、腹泻下痢和小便不利等多种疾病。尤其适宜和葱、羊肉汤等煮粥食用。

百合沙参汤

本品具有益胃生津、滋阴润燥的功效，适合阴虚胃热型的胃炎患者。

材料
水发百合 30 克，水发莲子 50 克，沙参 10 克，冰糖、水发银耳、枸杞子、葱花、甘草各适量

做法
❶ 将水发百合、水发莲子、银耳、枸杞子、甘草均洗净；沙参用温水清洗备用。

❷ 净锅上火，倒入矿泉水，调入冰糖。

❸ 放入沙参、银耳、水发莲子、枸杞子、甘草、水发百合煲熟，撒上葱花即可。

食疗解析
　　百合药食两用，入药以野生白花百合为佳，作食以家种者为好。具有益胃生津、润肺止咳、清心安神的功效，适合阴虚胃热型的消化性溃疡患者食用。

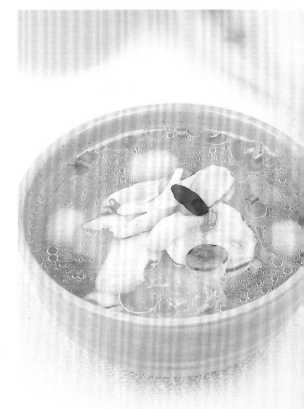

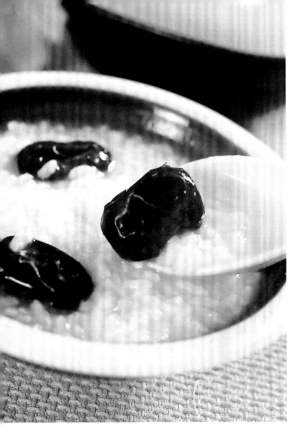

茯苓粥

本品具有渗湿利水、健脾和胃的功效，适合痰湿中阻型的胃下垂患者。

材料

大米 70 克，薏米 20 克，茯苓 10 克，砂糖 3 克，红枣适量

做法

❶ 大米、薏米均泡发洗净；茯苓洗净。

❷ 锅置火上，倒入清水，放入大米、薏米、红枣、茯苓，以大火煮开。

❸ 待煮至浓稠状时，调入砂糖拌匀即可。

食疗解析

　　茯苓具有益脾和胃、渗湿利水、宁心安神等功效，适合痰湿中阻型的胃下垂患者食用。茯苓还常被用来治疗小便不利、水肿胀满、痰饮咳逆、呕吐、泄泻、小便混浊、心悸、健忘等症。

小米粥

本品具有健脾、开胃、补虚的功效，适合脾胃气虚型的慢性胃炎患者。

材料

小米 80 克，干玉米碎 30 克，糯米 20 克，砂糖少许

做法

❶ 将小米、干玉米碎、糯米分别用清水洗净，备用。

❷ 洗后的原材料放入电饭锅内，加清水后开始煲粥，煲至粥黏稠时倒出盛入碗内。

食疗解析

　　小米能健脾和胃、益气开胃，适合脾胃虚弱的慢性胃炎患者食用，对体虚、脾胃虚弱、反胃呕吐、食欲不振等症有很好的食疗效果。

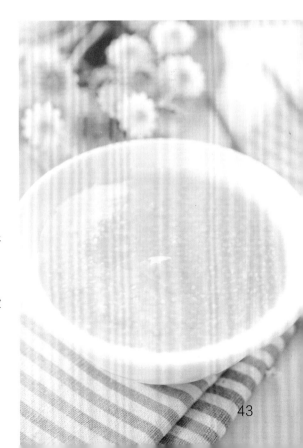

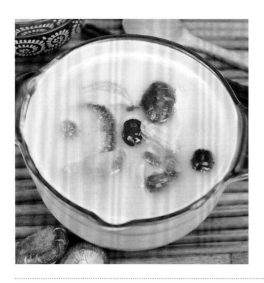

香菇煲猪肚

材料

猪肚 180 克，香菇 30 克，红枣 8 颗，枸杞子、姜片各适量，盐 2 克

做法

❶ 猪肚洗净，翻转去脏杂，反复搓擦后用清水冲净；香菇泡发洗净；红枣、枸杞子洗净，略泡。

❷ 锅内注清水烧沸，加入上述食材和姜片，大火煮沸后改小火煲 2.5 小时。

❸ 加盐调味即可。

沙参玉竹煲兔肉

材料

沙参、玉竹、百合各 30 克，荸荠 100 克，兔肉 600 克，盐 4 克

做法

❶ 沙参、玉竹、百合洗净，浸泡 1 小时。

❷ 荸荠去皮洗净；兔肉斩块，洗净，入沸水锅中汆去血水。

❸ 将 2000 毫升清水放入瓦锅内，煮沸后加入沙参、玉竹、百合、荸荠和兔肉，大火煲开后，改用小火煮 3 小时，加盐即可。

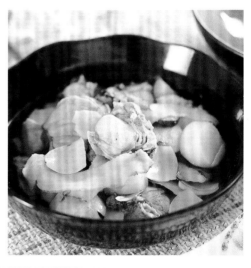

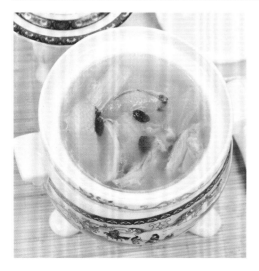

大白菜煲老鸭

材料

老鸭肉 350 克，大白菜 150 克，姜、枸杞子各 15 克，盐、鸡精各 2 克

做法

❶ 老鸭洗净斩块，汆烫；大白菜洗净，切段；姜洗净，切片；枸杞子洗净，浸泡。

❷ 锅中注水，烧沸后放入老鸭肉、姜、枸杞子，以小火煲 1.5 小时。

❸ 放入大白菜，大火煲 30 分钟后调入盐、鸡精即可食用。

姜葱焖狗肉

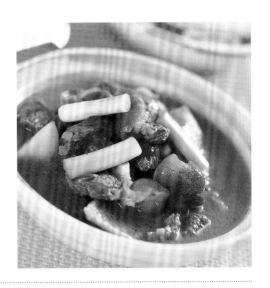

材料

狗肉 550 克，蒜苗段 20 克，姜、料酒、葱段、高汤、豆瓣酱、盐、陈皮、食用油各适量

做法

❶ 狗肉洗净剁块；姜洗净。

❷ 狗肉入沸水中余烫，去血水。

❸ 锅加油烧热，放豆瓣酱、姜、蒜苗段和狗肉，炒 5 分钟后，加料酒、盐、陈皮、高汤烧沸，转倒入砂锅内焖 90 分钟至软烂，出锅时加入葱段即可。

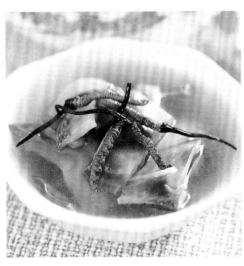

虫草红枣炖甲鱼

材料

甲鱼 1 只，冬虫夏草 10 枚，红枣 10 颗，料酒、盐、味精、葱段、姜丝、蒜瓣、鸡汤各适量

做法

❶ 甲鱼洗净切成块；冬虫夏草、红枣洗净。

❷ 将块状的甲鱼放入锅内煮沸，捞出，割开四肢，剥去腿油，洗净。

❸ 甲鱼放入砂锅中，放入冬虫夏草、红枣，加料酒、盐、味精、葱、姜、蒜、鸡汤炖 2 小时，拣去葱、姜即成。

银耳炖乳鸽

材料

乳鸽 1 只，银耳 15 克，枸杞子、陈皮各适量，盐 3 克

做法

❶ 乳鸽收拾干净；银耳、枸杞子、陈皮均洗净泡发。

❷ 锅加水烧沸，下入乳鸽余尽血水，捞起。

❸ 将乳鸽、枸杞子、陈皮放入瓦锅，注入适量水，大火烧开，放入银耳，改用小火炖 2 小时，加盐调味即可，宜分次服用。

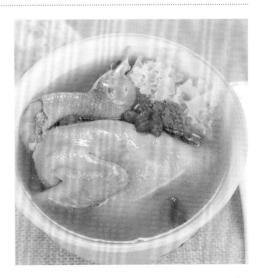

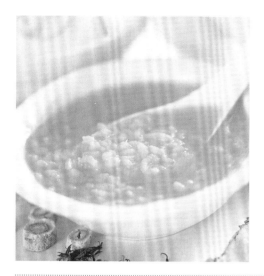

乌药活血粥

材料

乌药、当归、沙参各10克，白芍、生地黄各8克，川芎6克，红花5克，粳米100克

做法

❶ 将乌药、当归、沙参、白芍、生地黄、川芎、红花洗净，放入布袋内；放入锅中，加水先用大火煮开，转用小火煎取药汁。

❷ 再取药渣煎1次，合并2次药汁。

❸ 药汁加入洗净的粳米，先大火煮开，然后转小火煮成粥即可。

白术党参茯苓粥

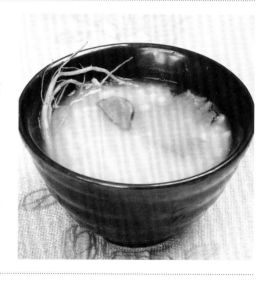

材料

薏米、粳米各适量，白术、党参、茯苓、甘草各15克，砂糖适量

做法

❶ 将白术、党参、茯苓、甘草、薏米、粳米洗净，备用。

❷ 将白术、党参、茯苓、甘草放入锅中，加入4碗水煮沸，以小火煎剩2碗；在煮好的药汁中加入粳米、薏米，以大火煮开，再转小火熬煮成粥，加入适量的砂糖即可。

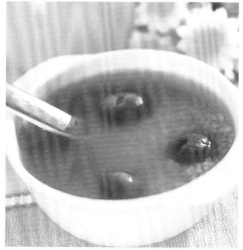

桂圆小米粥

材料

桂圆肉30克，红糖20克，小米100克

做法

❶ 将桂圆肉洗净，与洗净的小米一起入锅。

❷ 加水800毫升，先用大火烧开后，转用小火熬煮半小时。

❸ 熬煮成粥时，调入红糖即成。

山药核桃羊肉汤

材料

羊肉 200 克，山药、核桃仁各适量，枸杞子 10 克，盐、鸡精各 2 克

做法

❶ 羊肉洗净、切块，汆烫；山药洗净，去皮切块；核桃仁洗净；枸杞子洗净。

❷ 锅中放入羊肉、山药、核桃仁、枸杞子，加入清水，小火慢炖至核桃变得酥软之后，关火，加入盐和鸡精调味即可。

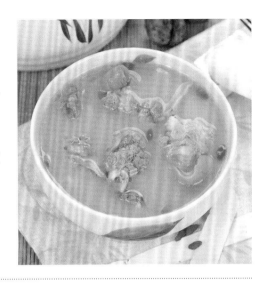

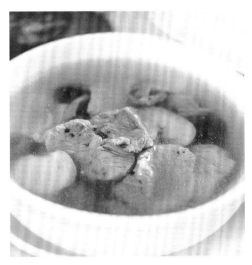

田螺墨鱼骨汤

材料

大田螺 200 克，猪肉 100 克，墨鱼骨 20 克，浙贝母 10 克，蜂蜜适量

做法

❶ 墨鱼骨、浙贝母用清水洗净，备用。

❷ 大田螺取肉洗净，猪肉洗净切片，同放于砂锅中，注入清水 500 毫升，煮成浓汁。

❸ 然后将墨鱼骨和浙贝母加入浓汁中，再用小火煮至肉熟烂成羹，调入蜂蜜即可。

香菇土鸡汤

材料

土鸡半只，鸡蛋黄 2 个，香菇 4 朵，姜、香菜、食用油、盐、香油各适量

做法

❶ 姜洗净切片；土鸡、香菇、香菜洗净。

❷ 锅内烧水，入油烧热，入土鸡和香菇、姜片一起炖 1 小时。

❸ 锅中调入盐，放入鸡蛋黄，淋入香油，撒上香菜即可。

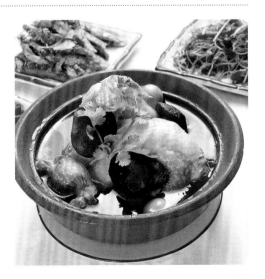

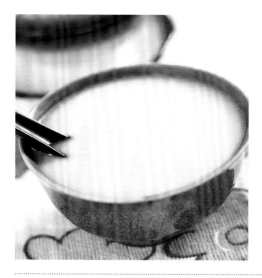

牛奶煮荞麦

材料

鸡蛋 2 个，荞麦 200 克，牛奶、砂糖各适量

做法

❶ 将荞麦洗净后，放入锅中炒香盛出，再放入搅拌机中打成碎末。

❷ 将鸡蛋打入杯中，打散，然后冲入开水，形成蛋花。

❸ 把用开水冲好的鸡蛋倒入牛奶中，倒入荞麦粉、砂糖煮至入味即可。

麦冬石斛粥

材料

麦冬、石斛各 10 克，西洋参、枸杞子各 5 克，粳米 70 克，冰糖 50 克

做法

❶ 西洋参磨成粉末状；麦冬、石斛分别洗净，放入棉布袋中包紧；枸杞子洗净后用水泡软备用。

❷ 粳米洗净，和水 800 毫升、枸杞子、药材包一起放入锅中，熬煮成粥。

❸ 放入西洋参粉、冰糖，煮至溶化后即可。

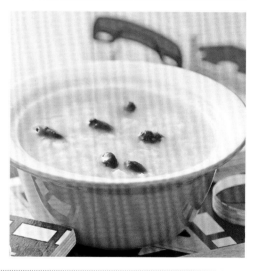

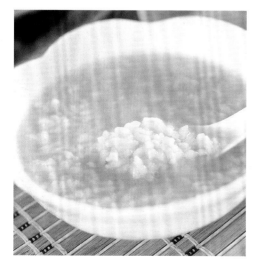

炮姜薏米粥

材料

炮姜 6 克，艾叶 10 克，薏米 30 克，大米 50 克，红糖少许

做法

❶ 将艾叶洗净，与炮姜水煎取汁，薏米、大米洗净备用。

❷ 将薏米、大米加水煮粥至八成熟，入药汁同煮至熟。

❸ 加入红糖调匀即可。

人参蜂蜜粥

材料

人参 8 克，蜂蜜 50 毫升，韭菜末 5 克，粳米 100 克，姜 2 片

做法

❶ 将人参置清水中浸泡 1 夜。

❷ 将泡好的人参连同泡参水，与洗净的粳米一起放入砂锅中，以小火煨粥。

❸ 待粥将熟时，放入蜂蜜、姜片、韭菜末调匀，再煮片刻即成。

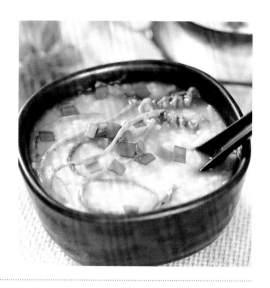

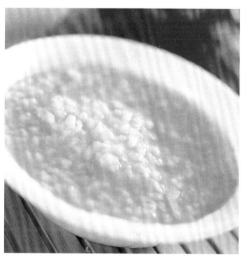

姜黄糯米粥

材料

黄芪、当归各 15 克，泽兰、姜黄各 10 克，糯米 100 克，红糖少许

做法

❶ 将黄芪、当归、泽兰用水煎 15 分钟，去渣取汁备用。

❷ 洗净的糯米放入药汁中，大火煮开，转小火熬煮，煮熟后加入姜黄，继续煮至米熟烂时加入红糖即可。

荔枝核粥

材料

荔枝核 15 克，莪术 10 克，粳米 100 克，盐适量

做法

❶ 将荔枝核、莪术捣碎洗净，置锅中，加清水 100 毫升，大火煮开 10 分钟，滤渣取汁。

❷ 将粳米洗净，和药汁共入锅中，加清水 500 毫升，大火煮开 5 分钟。

❸ 转小火煮 30 分钟至粥成，加盐调味。

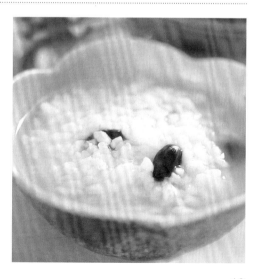

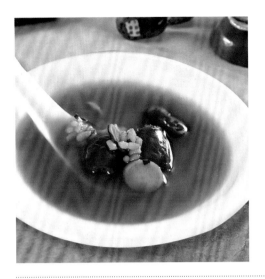

五味粥

材料

马齿苋 30 克，赤芍、延胡索、红枣、山楂各
10 克，大米 60 克，冰糖适量

做法

❶ 马齿苋、赤芍、延胡索、山楂洗净，加
1000 毫升的清水。

❷ 用大火烧开后转小火煮 30 分钟，去渣留汁
备用。

❸ 药汁与洗净的大米、红枣一起煮至粥成，
加冰糖调匀。

神曲粥

材料

神曲、炒谷芽各 15 克，粳米 100 克，姜片、
盐各适量

做法

❶ 将神曲、谷芽加水煎煮半小时，去渣取汁
备用。

❷ 放入洗净的粳米和姜片，煮成粥，加入盐
调味即可。

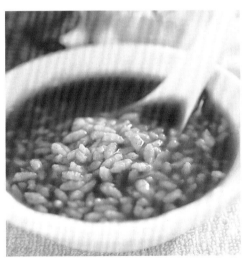

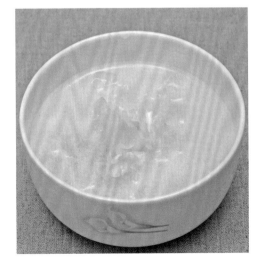

银耳酸奶羹

材料

酸奶 120 毫升，蜂蜜 20 毫升，银耳 10 克

做法

❶ 银耳泡水中至软化，剪去硬根部，叶片的
部分剥成小片状。

❷ 锅内加 500 毫升水，放入银耳，以小火煮沸，
约 2 分钟，加入蜂蜜搅拌溶化。

❸ 银耳汁倒出后，加入酸奶搅拌均匀即可。

板栗小米豆浆

材料

黄豆、板栗各 40 克，小米 20 克

做法

❶ 黄豆用清水泡软，捞出洗净。

❷ 板栗洗净；小米淘洗干净。

❸ 将黄豆、板栗、小米放入豆浆机中，加适量水搅打成豆浆。

❹ 将打好的豆浆烧沸，然后滤出渣滓即可。也可以根据个人喜好加入蜂蜜调匀，口味更佳。

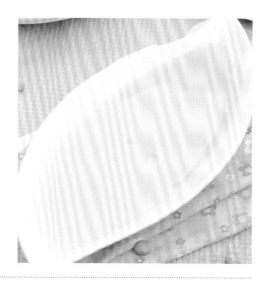

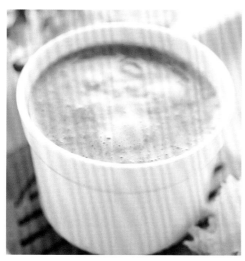

百合银耳黑豆浆

材料

黑豆 50 克，百合、银耳各 20 克

做法

❶ 黑豆加水泡软，洗净；百合洗净，分成小块；银耳泡发，去杂质，洗净撕成小朵。

❷ 将泡软的黑豆、百合块、银耳一起倒入豆浆机中，加水搅打成浆。

❸ 煮沸后滤出豆渣即可饮用。

荞麦薏米豆浆

材料

黄豆 60 克，薏米 25 克，荞麦 15 克

做法

❶ 先用清水将黄豆泡软，洗净；薏米、荞麦淘洗干净，各浸泡 2 小时。

❷ 将黄豆、薏米、荞麦放入豆浆机中，添水搅打成豆浆。

❸ 烧沸后滤出豆渣即可。

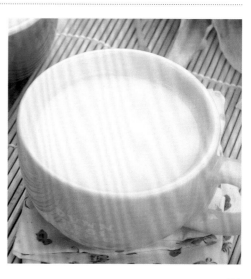

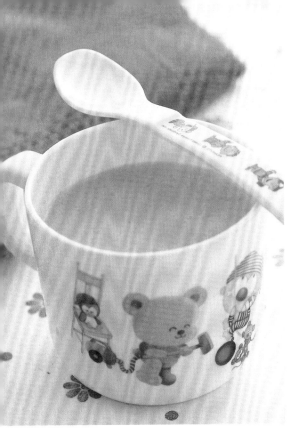

糙米米浆

本品具有健脾养胃、润肠通便的功效，适合脾虚型的便秘患者。

材料
糙米、花生仁各 20 克，葡萄糖浆 30 毫升

做法
❶ 糙米洗净，泡水 3 小时；花生仁洗净铺于烤盘上，放入烤箱，以130℃烤至表面金黄。

❷ 将糙米、花生仁、500 毫升水一起放入果汁机中，搅打至颗粒绵细。

❸ 用纱布过滤出米浆，再将米浆用大火煮开后转中小火，加入葡萄糖浆拌匀。

食疗解析
糙米具有健脾益胃、加速肠道蠕动、增加粪便体积等功效，对预防便秘、肠癌等胃肠疾病大有益处。

橘子蜂蜜豆浆

本品具有健脾行气、润肠通便的功效，适合气滞型的便秘患者。

材料
橘子 150 克，蜂蜜适量，豆浆 200 毫升，冰块少许

做法
❶ 剥去橘子皮，去除橘络、籽。

❷ 将豆浆和蜂蜜倒入搅拌机中充分搅拌，放入少许冰块继续搅拌。

❸ 放入橘子，搅拌 30 秒即可。

食疗解析
豆浆具有健脾润肠的功效，适合便秘患者。此外，豆浆还有降血脂、防病抗癌、增强免疫力等功效，常饮鲜豆浆对高脂血症、便秘患者大有益处。

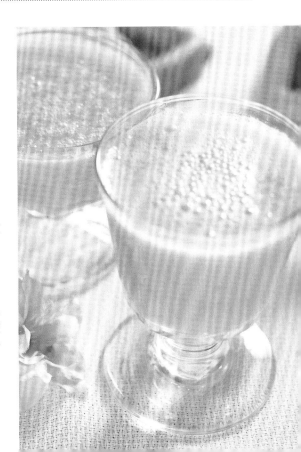

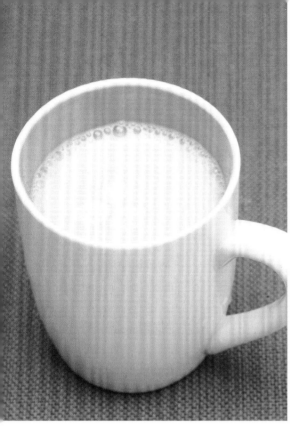

杏仁豆浆

本品具有健脾养胃、润肠通便的功效，适合脾胃虚弱型的慢性胃炎患者。

材料
胡萝卜 100 克，杏仁粉 30 克，蜂蜜 10 毫升，温豆浆 200 毫升

做法
❶ 杏仁粉入棉布袋；胡萝卜洗净切片。
❷ 锅中加适量水，将杏仁粉与胡萝卜一起煮，直至胡萝卜熟软，滤去残渣，取汁。
❸ 将做法 2 中的汤汁、温豆浆、蜂蜜一起拌匀，趁温饮用即可。

食疗解析
　　豆浆具有健脾养胃、防病抗癌、增强免疫力的功效，是慢性胃炎患者的食疗佳品。

芝麻杏仁奶香茶

本品具有养胃生津的功效，适合胃热伤阴型的胃癌患者。

材料
红茶包 1 袋，鲜牛奶 150 毫升，杏仁粉 15 克，芝麻粉 15 克，蜂蜜适量

做法
❶ 瓷杯先以热水烫过，放入红茶包，加 200 毫升热水冲泡 2 分钟，将茶袋取出。
❷ 加入杏仁粉、芝麻粉拌匀。
❸ 鲜牛奶入微波炉加热 40 秒，取出与做法 2 中的材料混合，加蜂蜜拌匀。

食疗解析
　　牛奶具有补肺养胃、生津润肠之功效，适合胃阴不足型的胃癌患者饮用。睡前喝牛奶还能促进睡眠安稳；其中含有的碘、镁、锌和卵磷脂，能大大提高大脑的工作效率。

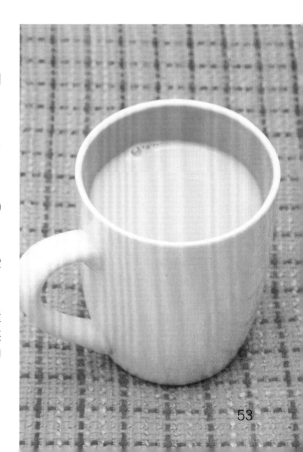

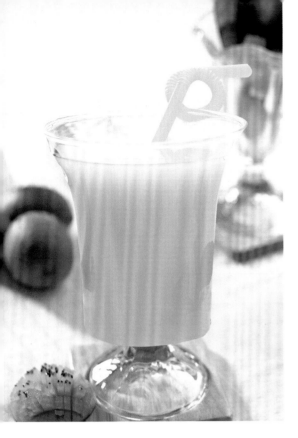

哈密瓜椰奶

本品具有清热泻火、滋阴生津的功效，适合阴虚胃热型的胃炎患者。

材料
哈密瓜 200 克，椰奶 40 毫升，鲜牛奶 200 毫升，柠檬半个

做法
❶ 将哈密瓜削皮去籽，切丁；柠檬洗净，切片备用。

❷ 将哈密瓜、椰奶、鲜牛奶、柠檬片放入榨汁机内，搅打 2 分钟即可。

食疗解析
　　哈密瓜具有清热除烦、生津止渴、疗饥、利小便、清肺止咳的功效，适合阴虚胃热型的消化性溃疡患者食用。在夏天经常饮用本品还能预防中暑。

陈皮绿豆饮

本品具有健脾行气、清热消暑的功效，适合气滞型的便秘患者。

材料
绿茶叶适量，红糖、陈皮各 7 克，绿豆 30 克

做法
❶ 陈皮洗净，切成小块备用。

❷ 绿豆洗净，浸泡 2 小时。

❸ 砂锅洗净，将绿茶与陈皮放入，先加水 800 毫升，以大火煮滚后转小火再煮 5 分钟，滤渣取汁。

❹ 在汤汁加入泡软的绿豆与红糖，续煮 10 分钟，滤出汁即可饮用。

食疗解析
　　陈皮有燥湿、化痰、行气的功效，对于气滞型便秘有一定的食疗作用，陈皮挥发油对胃肠道有温和的刺激作用，可刺激胃肠道蠕动。

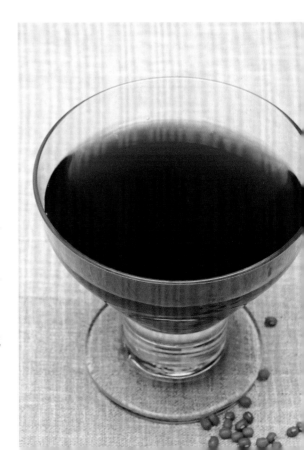

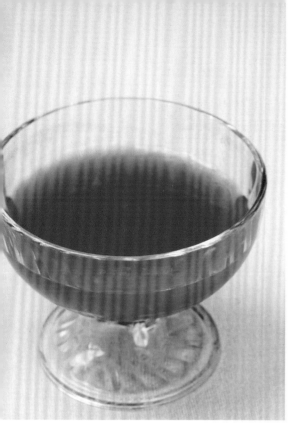

板蓝根西瓜汁

本品具有清热生津、利尿消暑的功效，适合胃热伤阴型的胃癌患者。

材料
西瓜 300 克，板蓝根 10 克，山豆根 8 克，甘草 5 克，砂糖适量

做法
❶ 板蓝根、山豆根、甘草分别洗净，沥水。
❷ 板蓝根、山豆根、甘草与清水置入锅中，以小火加热至沸腾，1 分钟后关火，滤取药汁降温备用。
❸ 西瓜去皮，切块，入果汁机内，加入晾凉的药汁和砂糖，搅匀即可饮用。

食疗解析
　　西瓜适合胃热伤阴型的胃癌患者食用，具有清热止渴、利水消肿等功效。西瓜富含多种维生素，还可以平衡血压、调节心脏功能。

胡萝卜山竹汁

本品具有健脾和胃、滋阴润肠的功效，适合肠胃积热、阴虚型的便秘患者。

材料
胡萝卜 50 克，山竹 2 个，柠檬 1 个

做法
❶ 将胡萝卜洗净，去皮，切成薄片；将山竹洗净，去皮；柠檬洗净，切成小片。
❷ 将准备好的材料放入搅拌机，加水搅打成汁即可。

食疗解析
　　山竹具有滋阴润燥、清凉解热的作用，适合胃肠积热以及阴虚型便秘的患者食用。体质偏寒者宜少吃，山竹富含多种维生素，对于肤质较差、营养不良的人有很好的食疗效果。饭后饮用本品还能帮助分解脂肪，有助于消化。

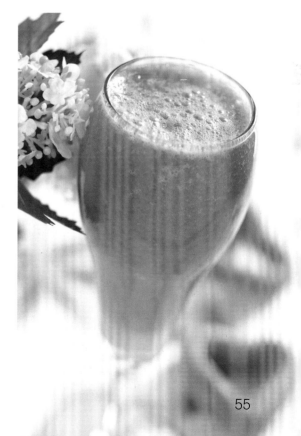

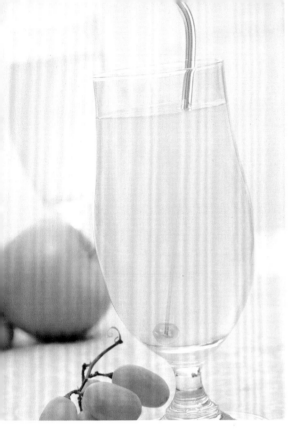

荔枝桂圆汁

本品具有温胃散寒、健脾益气的功效，适合寒邪客胃型的急性胃炎患者。

材料
新鲜荔枝 200 克，干桂圆肉 50 克，鲜牛奶 200 毫升

做法
❶ 将荔枝去壳、去核备用。
❷ 将干桂圆肉洗净，用少量开水泡 10 分钟。
❸ 将荔枝肉、泡好的桂圆肉、鲜牛奶一起放入榨汁机中，搅打均匀即可。

食疗解析
　　鲜荔枝能生津止渴、和胃平逆；干荔枝有补肝肾、健脾胃、益气血的功效，适合寒邪客胃的急性胃炎患者食用，还可治疗脾胃虚寒所致的胃痛、呕吐等症。荔枝含铁及维生素 C，能使人面色红润。

荔枝柠檬汁

本品具有益气健脾、温胃散寒的功效，适合脾胃气虚型和脾胃虚寒型的慢性胃炎患者。

材料
荔枝 200 克，柠檬 1/4 个

做法
❶ 将荔枝去皮及核，用清水洗净，备用；柠檬同样用清水洗净，备用。
❷ 将准备好的荔枝肉、柠檬、凉开水一起放入榨汁机中，榨成汁即可。

食疗解析
　　荔枝的果肉具有补脾益肝、理气止痛、温胃散寒的功效，适宜体质虚弱、津液不足、脾虚腹泻、胃寒疼痛的患者食用。

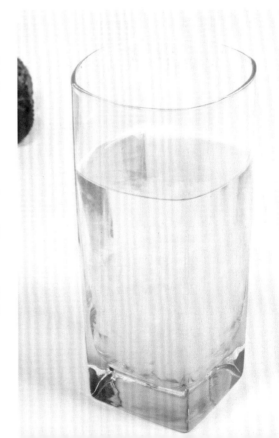

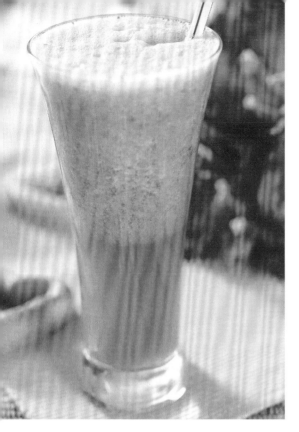

西红柿汁

本品具有益胃生津的功效，适合胃阴亏虚型的胃下垂患者。

材料
西红柿2个

做法
❶ 取西红柿去蒂，用清水洗净，切成大块，备用。
❷ 将切好的西红柿块放入榨汁机中，榨成汁即可。

食疗解析
　　西红柿具有健胃消食、生津止渴、清热解毒、凉血平肝的功效，适合胃阴亏虚的胃下垂患者食用。常食还可防治宫颈癌、膀胱癌、胰腺癌等，另外，还能美容养颜和促进口疮愈合。

杨桃柳橙汁

本品具有清热生津、滋阴润肠的功效，适合肠胃积热、阴虚型的便秘患者。

材料
杨桃2个，柳橙1个，柠檬汁、蜂蜜各少许

做法
❶ 将杨桃洗净，切块，放入半锅水中，煮开后转小火熬煮4分钟，放凉；柳橙洗净，切块，备用。
❷ 将杨桃倒入杯中，加入柳橙、柠檬汁、蜂蜜一起调匀即可。

食疗解析
　　杨桃具有清热、生津、止咳、解酒等功效，对于阴虚肠燥或肠胃积热的便秘患者有一定的辅助治疗功效。

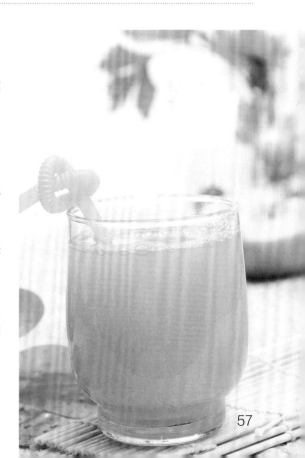

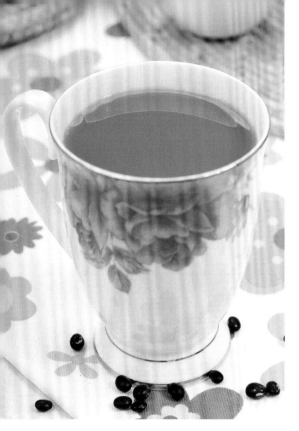

桑葚黑豆浆

本品具有滋阴生津、补益脾胃的功效，适合阴虚型的便秘患者。

材料
桑葚 50 克，黑豆150 克

做法
❶ 将桑葚洗净备用；黑豆洗净用水浸泡约 1 小时至软。

❷ 将桑葚与黑豆一起放入豆浆机中，添水搅打后煮沸。

❸ 滤出装杯即可。

食疗解析
　　桑葚具有补肝益肾、生津润肠、明目乌发等功效，适合阴虚型的便秘患者。桑葚可以促进血红细胞的生成，防止白细胞减少，常食还可以明目，缓解眼睛疲劳干涩的症状。桑葚还有改善肤质、营养肌肤的功效。

西红柿沙田柚汁

本品具有清热凉血、滋阴生津的功效，适合肠胃积热、阴虚型的便秘患者。

材料
沙田柚半个，西红柿1个，蜂蜜适量

做法
❶ 沙田柚洗净，切开，放入榨汁机中榨汁。

❷ 将西红柿洗净，切块，与沙田柚汁、凉开水放入榨汁机内榨汁。

❸ 饮用前加适量蜂蜜拌匀即可。

食疗解析
　　柚子有下气消食、醒酒、清热化痰、生津止渴、增进食欲、增强毛细血管韧性、降低血脂等功效，对肠胃积热以及阴虚型的便秘患者有一定的食疗作用。此外，柚子有独特的降血糖功效，还可以美容养颜。

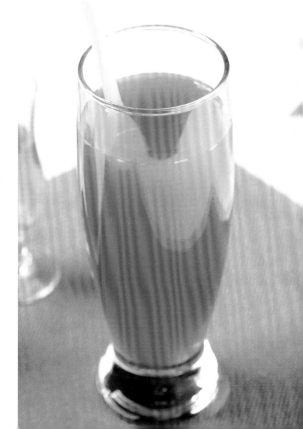

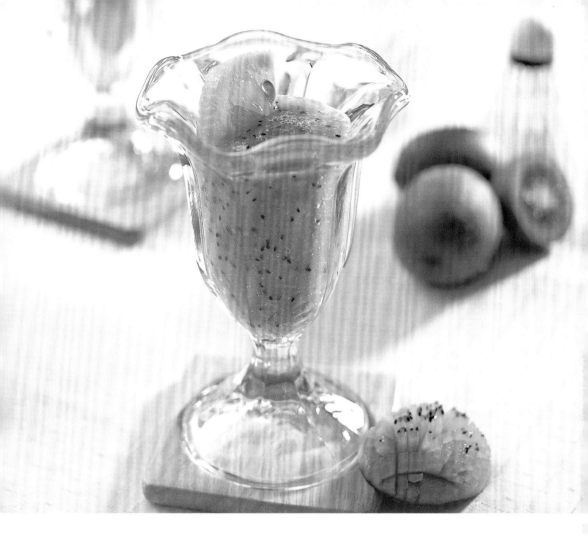

猕猴桃汁

本品有调中开胃、清热生津的功效，适合阴虚胃热型的胃炎及十二指肠溃疡患者。

材料
猕猴桃 3 个，柠檬半个，冰块适量

做法
1. 猕猴桃用清水洗净，每个切成 4 块；柠檬洗净备用。
2. 在果汁机中放入柠檬、猕猴桃和冰块，搅打均匀。
3. 倒入杯中，用柠檬片装饰即可。

食疗解析
  猕猴桃有生津解渴、调中下气、利尿等功效，适合阴虚胃热型的消化性溃疡患者食用。此外，猕猴桃还具有养颜、提高免疫力、抗癌、抗衰老的功能；其含有的血清素具有稳定情绪的作用。它含有的膳食纤维不仅能够降低胆固醇，还可以帮助消化，防止便秘，清除体内有害代谢物。

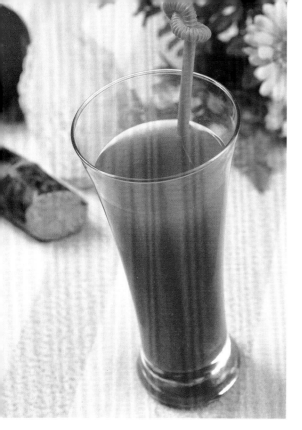

西红柿甘蔗汁

本品具有清热生津的功效，适合肠胃积热型的便秘患者。

材料
西红柿 100 克，甘蔗汁 100 毫升，冰块适量

做法
❶ 将西红柿洗净，切块。
❷ 将西红柿、甘蔗汁、冰块倒入榨汁机内，搅打 2 分钟即可。

食疗解析
　　甘蔗具有清热、生津、下气、润燥及解酒等功效。主治热病伤津、心烦口渴、反胃呕吐、肺燥咳嗽、大便燥结、醉酒等病症，实为夏暑秋燥之良品。此外，甘蔗不但能给食物增加甜味，还可以提供人体所需的营养和热量。

桑葚杨桃汁

本品具有滋阴润燥、养胃生津的功效，适合胃阴亏虚型的慢性胃炎患者。

材料
桑葚 80 克，青梅 40 克，杨桃 30 克

做法
❶ 将桑葚洗净；青梅洗净，去皮。
❷ 杨桃洗净后切块。
❸ 将桑葚、青梅、杨桃、凉开水放入果汁机中搅打成汁即可。

食疗解析
　　杨桃具有生津止渴、和胃消食的功效，适合胃阴亏虚的慢性胃炎患者食用。杨桃中还含有一定的抗癌物质，对肿瘤细胞的生长有抑制作用；其含大量的维生素 C，能增强毛细血管的通透性，有降血脂的功效。

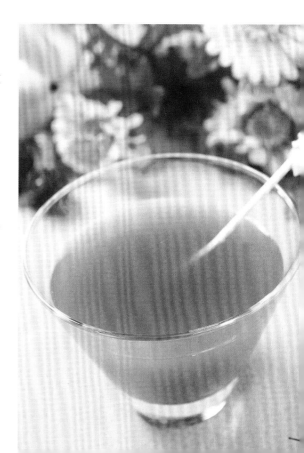

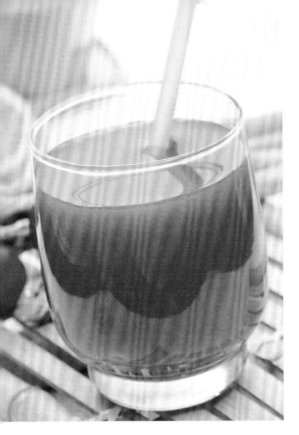

西瓜木瓜汁

本品具有清热泻火、养胃生津的功效，适合胃热、胃阴亏虚型的慢性胃炎患者。

材料
西瓜 100 克，木瓜 1/4 个，姜 3 克，柠檬 1/8 个，冰水 200 毫升，砂糖适量

做法
❶ 木瓜与西瓜去皮、去籽；姜、柠檬洗净后去皮。将这些材料均以适当大小切块。
❷ 将上述材料和冰水放入榨汁机一起搅打成汁，滤出果肉，加入砂糖调味即可。

食疗解析
　　西瓜适合胃热以及胃阴亏虚型的慢性胃炎患者食用。具有清热止渴、消暑除烦、利水消肿等功效，其富含多种维生素，具有平衡血压、调节心脏功能、软化及扩张血管的功效。

菊花决明子茶

本品具有疏风清热、润肠通便的作用，适合各种原因所致的便秘患者。

材料
红枣 15 颗，红糖 10 克，决明子 15 克，菊花 10 克

做法
❶ 红枣洗净，切开去除枣核。
❷ 决明子、菊花分别洗净、沥水，备用。
❸ 锅内加水 800 毫升，入决明子与菊花，以大火煮沸后转小火再煮 15 分钟。
❹ 待菊花泡开、决明子熬出药味后，加红糖搅拌均匀即可。

食疗解析
　　决明子具有润肠通便的功效，适合肠燥便秘患者饮用。

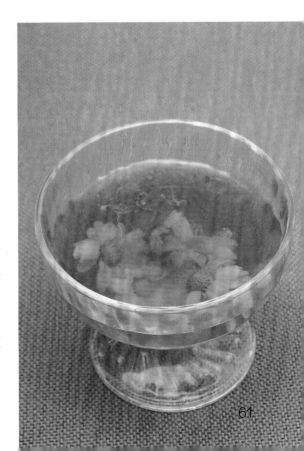

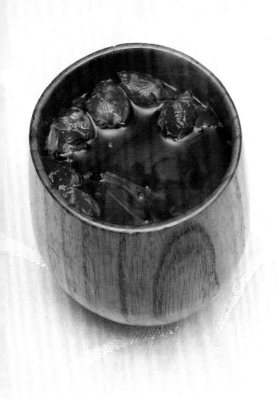

玫瑰香附茶

本品具有疏肝理气的功效，适合肝气犯胃型的胃下垂患者。

材料

玫瑰花 3 克，香附 5 克，冰糖适量

做法

❶ 玫瑰花剥瓣，洗净，沥干。

❷ 香附以清水冲净，加 2 碗水熬煮约 5 分钟，滤渣，取汁。

❸ 备好的药汁再次沸腾时，置入玫瑰花瓣，加入冰糖搅拌均匀，待冰糖全部溶化后，药汁会变黏稠，搅拌均匀即可。口味清淡者可不糖。

食疗解析

　　玫瑰花具有疏肝解郁、理气和胃、活血散淤的功效，适合肝气犯胃的胃下垂患者饮用。临床上可用于治疗肝郁疼痛、淤血疼痛等症。

三味药茶

本品具有温胃散寒的功效，适合寒邪客胃型的急性胃炎患者。

材料

吴茱萸 15 克，桂枝、葱白（连须）各 10 克

做法

❶ 将吴茱萸、桂枝、葱白分别用清水洗净，备用。

❷ 葱白、吴茱萸、桂枝一起放入杯中，冲入适量沸水，泡约 15 分钟，去渣即可饮用。

食疗解析

　　吴茱萸具有温中散寒、和胃止痛的功效，对寒邪客胃的急性胃炎患者有较好的治疗作用。临床上常用来治疗呕逆吞酸、厥阴头痛、脏寒吐泻、脘腹胀痛、经行腹痛、五更泄泻、高血压等症。

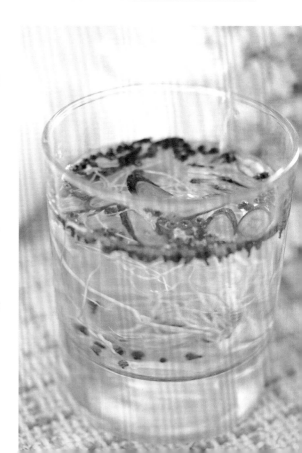

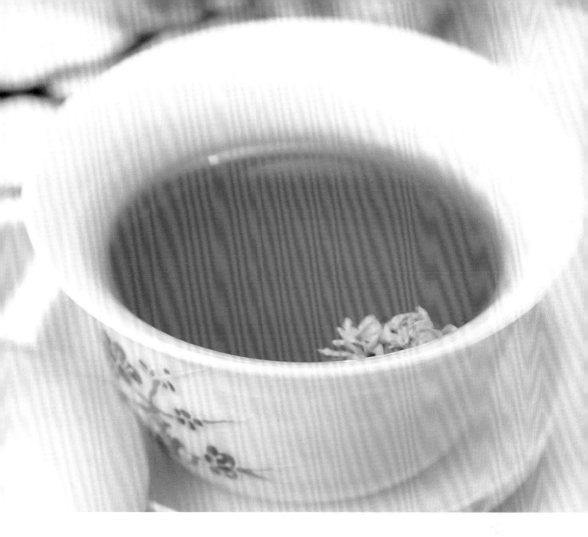

栀子菊花茶

本品具有清热、泻火、平肝的功效，适合肝胃郁热型的慢性胃炎患者。

材料
栀子 4 克，枸杞子 3 克，菊花 5 克

做法

❶ 先将枸杞子、栀子、菊花用清水浸泡 20 分钟，除去附着物，洗净，备用。

❷ 将枸杞子、栀子与菊花一起加入杯中，加沸水冲泡，盖上盖子闷泡。

❸ 待 10 分钟后即可饮用，也可以根据个人喜好加入冰糖或者蜂蜜。

食疗解析

　　栀子具有泻火除烦、清热燥湿、凉血解毒等功效，适合肝胃郁热型的慢性胃炎患者饮用。常用于治疗热病虚烦不眠、胃热呕吐、黄疸、淋病、消渴、目赤、咽痛、吐血、衄血、血痢、尿血、热毒疮疡、扭伤肿痛等病症。菊花对治疗眼睛疲劳、视力模糊有很好的疗效，特别是常用电脑的上班族，菊花茶对保养眼睛很有好处。每天喝 3 ～ 4 杯的菊花茶，对保护视力很有帮助。

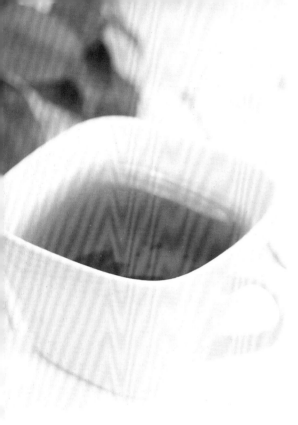

苏子牛蒡茶

本品具有消痰、润肠的功效，适合痰湿凝滞型的胃癌患者。

材料
苏子、牛蒡子各 10 克，枸杞子 5 克，绿茶汁 20 毫升，冰糖适量

做法
❶ 枸杞子与苏子、牛蒡子洗净后一起放入锅中，加 500 毫升水用小火煮至沸腾。

❷ 倒入杯中后，再加入冰糖、绿茶汁搅匀即可饮用。

食疗解析
　　苏子具有降气消痰、平喘、润肠的功效，适合痰湿凝滞的胃癌患者服用，常用于治疗痰壅气逆、咳嗽气喘、肠燥便秘等症。

半夏厚朴茶

本品具有温中下气、燥湿化痰的功效，适合痰湿凝滞型的胃癌患者。

材料
半夏 5 克，厚朴 4 克

做法
❶ 将半夏和厚朴分别洗净。

❷ 砂锅内加水适量，下入半夏和厚朴熬煮成药汁，即可饮用。

❸ 可根据个人口味适当添加冰糖调味。

食疗解析
　　厚朴具有温中下气、燥湿化痰的功效，主治胸腹痞满胀痛、反胃呕吐、宿食不消、痰饮喘咳、寒湿泄泻。对痰湿凝滞型的胃癌患者大有益处，其常与苍术、陈皮等配合，用于治疗湿困脾胃、脘腹胀满等症。

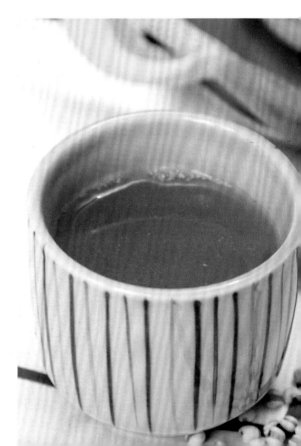

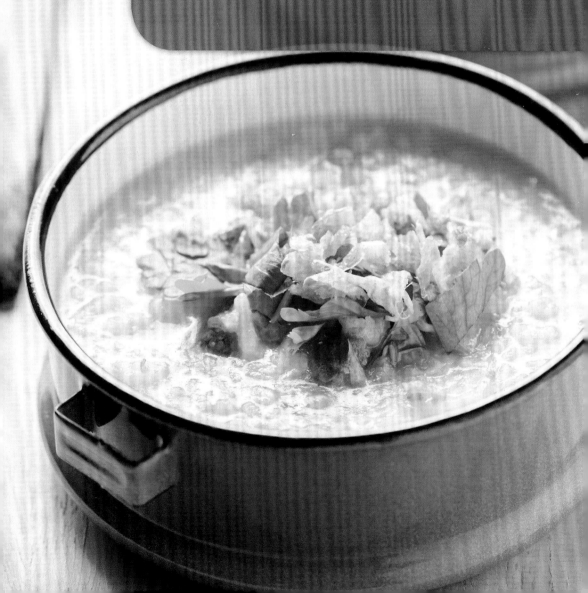

PART 2

益气润肠篇

　　肠炎多由细菌、真菌、病毒、原虫等微生物感染，亦可为过敏反应等原因所致。临床表现为长期慢性或反复发作的腹胀、腹痛、腹泻。尤其是在受寒、进食油腻食物或遇情绪波动，或劳累后症状加重。读者可结合自身的症状，选择相应的药膳进行调理。

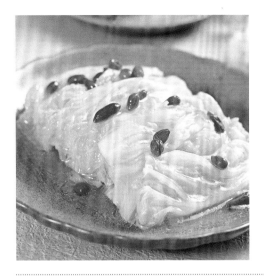

枸杞子大白菜

材料

大白菜 500 克，枸杞子 20 克，盐、鸡精各 2 克，清汤适量，淀粉 15 克

做法

① 将大白菜洗净切片；枸杞子入清水中浸泡后洗净。

② 锅中倒入清汤煮开，放入大白菜煮至软，捞出放入盘中。

③ 汤中放入枸杞子，加盐、鸡精调味，以淀粉勾芡，淋在大白菜上即成。

藿香蒸鲫鱼

材料

藿香 10 克，茯苓、白术各 8 克，鲫鱼 1 条，盐、酱油、香油各适量

做法

① 鲫鱼去鱼鳞，宰杀洗净；藿香、茯苓、白术用清水洗净。

② 将鲫鱼、藿香、茯苓、白术放入炖锅中，加水以大火烧开，转小火熬煮 30 分钟，再放入盐、酱油、香油调味。

③ 清蒸至熟便可食用，宜分 2 次食用完。

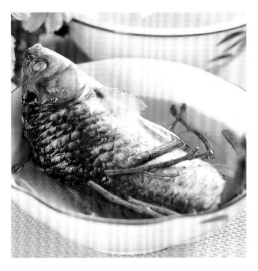

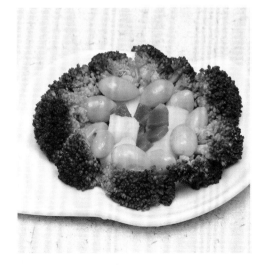

玉带西蓝花

材料

西蓝花、玉带子各 300 克，白果 75 克，葱、姜、蒜、盐、胡萝卜片、砂糖、食用油各适量

做法

① 将西蓝花、玉带子及白果以水洗净，西蓝花切小朵。

② 将西蓝花入水汆烫，再把葱、姜、蒜下油锅爆香，加入胡萝卜片、玉带子、白果一起炒，待熟后加盐、砂糖调味，以西蓝花在盘周装饰即可。

山药炒鲈鱼

材料

鲈鱼、山药各 150 克，盐、味精、料酒、香油、香菜、胡萝卜片、食用油各适量

做法

❶ 鲈鱼收拾干净，切片；山药去皮洗净，切片备用。

❷ 锅中倒入油烧热，下鲈鱼滑炒至熟，再下入山药同炒至熟。

❸ 放入盐、味精、料酒炒匀，最后淋入香油，撒上香菜、胡萝卜片即可。

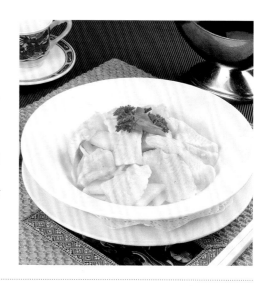

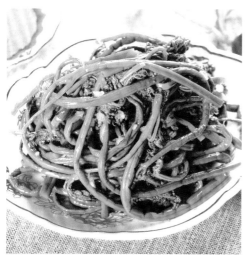

拌山野蕨菜

材料

山野蕨菜 200 克，盐 2 克，醋 2 毫升，香油 3 毫升，砂糖、蒜末各 5 克，生抽 2 毫升

做法

❶ 将山野蕨菜浸泡 24 小时后，用开水烫一下备用。

❷ 待凉后，加入盐、砂糖、醋、蒜末一起腌 24 小时。

❸ 再加入香油、生抽拌匀即可。

杏仁拌苦瓜

材料

杏仁 30 克，苦瓜 150 克，枸杞子 5 克，香油 10 毫升，盐 3 克

做法

❶ 苦瓜洗净去瓤，切片，放入沸水中焯熟。

❷ 杏仁用温水泡一下，撕去外皮，掰成两瓣，放入开水中烫熟；枸杞子洗净泡发。

❸ 将香油、盐与苦瓜搅拌均匀，撒上杏仁、枸杞子即可。

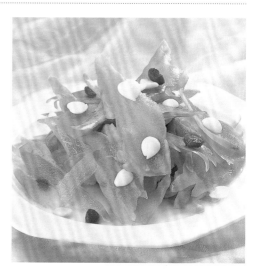

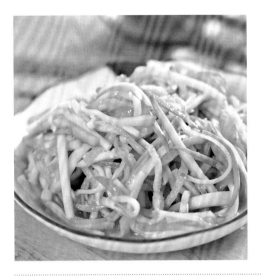

清炒西葫芦

材料

西葫芦500克，盐4克，香油、食用油各适量，蒜5克

做法

❶ 西葫芦用清水洗净后切成丝；蒜去皮剁成碎末状备用。

❷ 锅上火，加油烧至七成热，然后把剁好的蒜末爆香。

❸ 再放入西葫芦丝炒至断生，加味精、盐、香油炒匀，起锅装盘即成。

黄瓜扒百合

材料

黄瓜300克，鲜百合50克，盐、鸡汤、砂糖、淀粉各适量

做法

❶ 鲜百合洗净后入水余烫。

❷ 黄瓜洗净切条，加少量盐腌渍10分钟。

❸ 将适量鸡汤倒入锅中，放入百合、盐、砂糖等调味料，最后以淀粉勾芡。

❹ 黄瓜摆放至盘中，淋上百合勾芡的调味料即可食用。

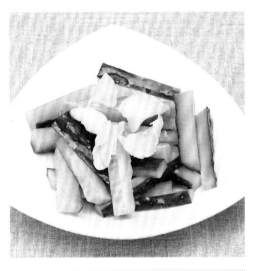

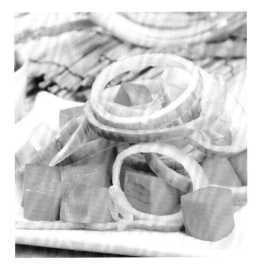

南瓜炒洋葱

材料

洋葱、南瓜各100克，盐4克，醋6毫升，砂糖、姜丝、蒜末、食用油各适量

做法

❶ 南瓜去皮，洗净切块；洋葱剥去老皮，洗净切圈。

❷ 热锅入油，先炒香姜丝、蒜末，再放入洋葱和南瓜翻炒，放少许水焖煮一会儿。

❸ 加入盐、醋、砂糖，炒匀即可。

莲子扒冬瓜

材料

冬瓜 200 克，莲子、扁豆各 50 克，鸡精、食用油、盐各适量

做法

❶ 冬瓜去皮、籽洗净，切片；扁豆去头尾洗净；莲子洗净备用。

❷ 锅入水烧开，入扁豆氽熟后，捞出摆盘。

❸ 锅下油烧热，放入冬瓜、莲子滑炒片刻，加入盐、鸡精炒匀，加适量清水焖熟，起锅装盘即可。

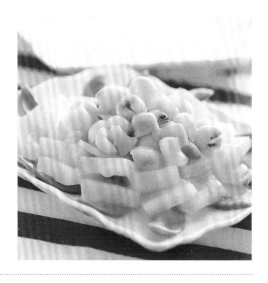

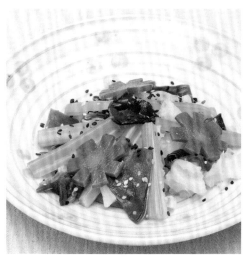

双耳炒芹菜

材料

干黑木耳、银耳各 25 克，芹菜茎、胡萝卜、黑芝麻、白芝麻、砂糖、盐、香油各适量

做法

❶ 黑木耳、银耳以温水泡开、洗净，切小朵；芹菜洗净切段；胡萝卜洗净雕花。上述材料均以开水氽烫，捞起备用。

❷ 将黑芝麻、白芝麻以香油爆香，拌入上述食材并熄火起锅，最后加入盐、砂糖腌渍 30 分钟即可。

海带拌土豆丝

材料

土豆、海带各 150 克，蒜、葱、酱油、醋、盐、红甜椒丝各适量

做法

❶ 土豆洗净去皮，切成丝，入沸水焯烫。

❷ 海带泡开洗净，切成细丝，用沸水稍焯，捞出沥水，放在土豆丝上。

❸ 蒜切末，葱切丝，与酱油、醋、盐、红甜椒丝调匀，浇入土豆丝、海带丝中，拌匀即可食用。

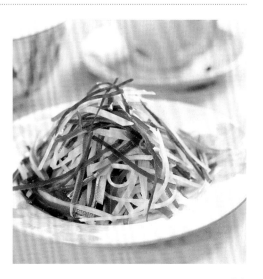

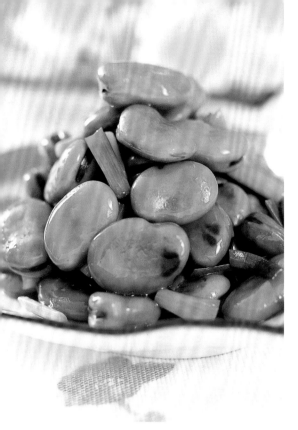

韭菜炒蚕豆

本品具有健脾化湿的功效,适合脾胃气虚、脾肾阳虚型的慢性肠炎患者。

材料

蚕豆150克,韭菜100克,盐、味精各2克,姜10克,食用油适量

做法

❶ 韭菜洗干净,切成段;姜拍碎,备用。

❷ 再将蚕豆放入水中煮熟备用。

❸ 锅中放油烧热,下入蚕豆,加韭菜、姜爆炒至熟后,调入盐、味精即可。

食疗解析

　　蚕豆具有健脾益气、祛湿等功效。对于脾胃气虚、胃呆少纳、不思饮食、大便溏薄、慢性肾炎、肾性水肿、食管癌、胃癌、宫颈癌等病症有一定的食疗功效。

菠菜拌核桃仁

菠菜具有润肠通便的作用,适合各种证型的便秘患者。

材料

菠菜150克,核桃仁100克,香油20毫升,盐3克,蚝油适量

做法

❶ 将菠菜洗净切丝,焯水,装盘待用;核桃仁洗净,入沸水锅中汆烫至熟,捞出,倒在菠菜上。

❷ 用香油、蚝油、盐调成调味汁,淋在菠菜核桃仁上,搅拌均匀即可。

食疗解析

　　菠菜具有促进肠道蠕动的作用,有利于排便,对于便秘、痔疮、慢性胰腺炎、肛裂等病症有很好的食疗作用。

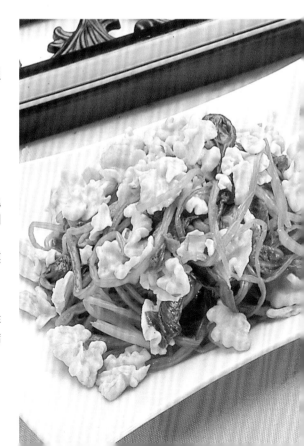

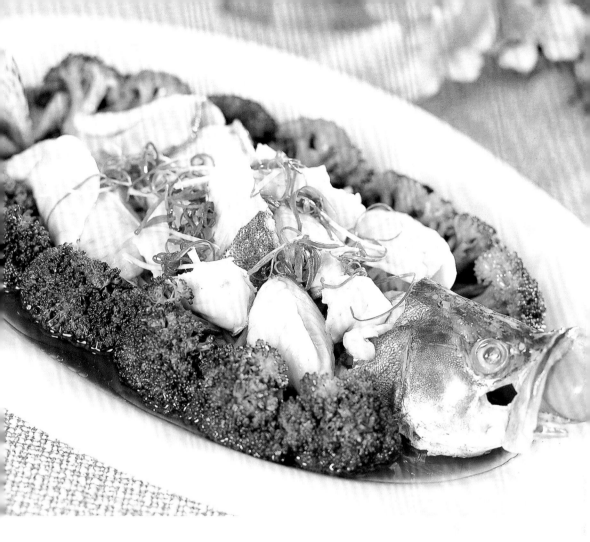

吉祥鳜鱼

本品具有健脾胃、补气血的功效，适合脾胃气虚型的慢性肠炎患者。

材料
鳜鱼1条，黄豆芽100克，小朵西蓝花、盐、酱油、葱丝、红甜椒丝各适量

做法
1. 鳜鱼收拾干净，切成片（保留头尾），以盐、淀粉上浆备用。
2. 黄豆芽、西蓝花洗净，焯水；鳜鱼头、尾入蒸锅蒸熟，摆在以黄豆芽垫底的盘上。
3. 鱼片入沸水中余熟，倒在黄豆芽上，西蓝花围边，调入酱油、葱丝、红甜椒丝即可，宜分两次食用完。

食疗解析
　　鳜鱼肉厚实、少刺，营养丰富，具有补气血、健脾胃之功效，可强身健体、延缓衰老。鳜鱼的肉和胆还具有一定的药用价值，可以补益气血、健脾益胃。无病者常食鳜鱼，可起到补五脏、益精血、健体魄的作用，为补益强壮的保健佳品。脾胃气虚型的慢性肠炎患者常食，疗效更佳。鳜鱼含有蛋白质、脂肪、少量维生素、钙、钾、镁、硒等营养素，且肉质细嫩不必担心消化困难。鳜鱼肉的热量不高，而且富含抗氧化成分，对怕肥胖的女性来说是极佳的选择。

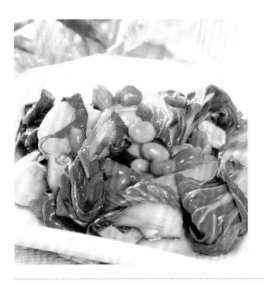

油菜拌花生

材料

油菜 200 克，花生仁 50 克，醋、香油、食用油各适量，盐 3 克

做法

❶ 将油菜洗净，沥干，入沸水锅中焯水，稍微断生即可，捞出沥干，装盘；花生仁洗净，捞出沥干，入油锅中炒熟，捞出控油，装盘。

❷ 将醋、香油、盐调成调味汁，淋在油菜和花生仁上，搅拌均匀即可。

红椒拌金针菇

材料

金针菇 500 克，红椒 50 克，盐 3 克，香菜、酱油、香油各适量

做法

❶ 金针菇清洗干净，去须根；红椒清洗干净，切丝备用。

❷ 将上述备好的原材料放入开水中稍烫，捞出，沥干水分，放入容器中。

❸ 往容器里加盐、酱油、香油搅拌均匀，装盘，撒上香菜即可。

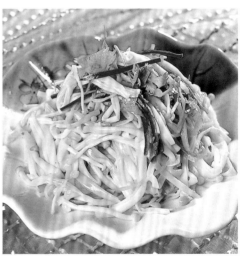

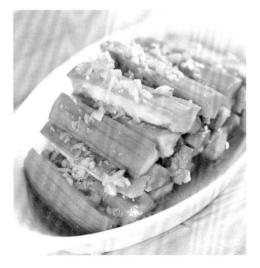

蒜蓉丝瓜

材料

丝瓜 200 克，蒜 20 克，盐 3 克，生抽少许，食用油适量

做法

❶ 丝瓜去皮后洗净，切成长条，排入盘中。

❷ 蒜去皮，剁成蓉，下油锅中爆香，再加盐、生抽拌匀，舀出淋于丝瓜上。

❸ 将丝瓜入锅蒸 5 分钟即可。

核桃拌韭菜

材料

核桃仁 300 克，韭菜 150 克，砂糖 10 克，醋 3 毫升，盐 3 克，香油 8 毫升，食用油适量

做法

❶ 韭菜洗净，切段，焯熟。

❷ 锅内放入油，待油烧至五成热，下入核桃仁炒成浅黄色捞出。

❸ 在另一个碗中放入韭菜、砂糖、醋、盐、香油拌匀，把备好的核桃仁一起装盘即成。

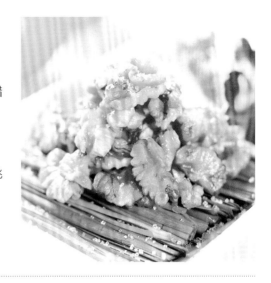

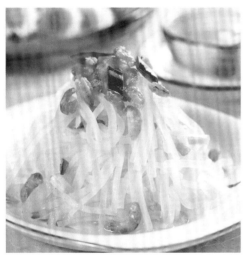

虾米炒白萝卜丝

材料

虾米 50 克，白萝卜 350 克，姜 1 块，红甜椒 30 克，盐 3 克，鸡精 1 克，食用油适量

做法

❶ 将虾米泡发；白萝卜洗净切丝；姜洗净切丝；红甜椒洗净切小块待用。

❷ 炒锅置火上，加水烧开，下白萝卜丝焯水，倒入漏勺滤干水分。

❸ 炒锅上火加入油，下白萝卜丝、红甜椒、虾米，放入盐、鸡精，炒匀出锅装盘。

芥蓝黑木耳

材料

芥蓝 200 克，水发黑木耳 80 克，红甜椒 5 克，盐 3 克，醋 8 毫升

做法

❶ 芥蓝去皮切小片，入水中焯一下；红甜椒洗净，切成小片。

❷ 水发黑木耳洗净撕小片，入开水中烫熟。

❸ 将芥蓝、黑木耳、红甜椒装盘，淋上盐、醋，搅拌均匀即可。

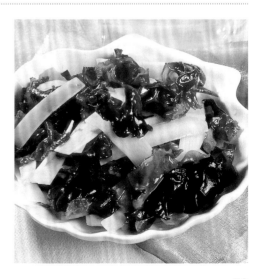

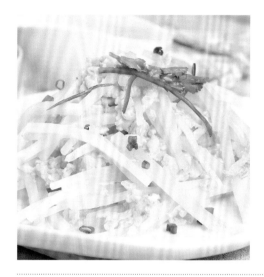

鸡蛋白萝卜丝

材料

白萝卜300克，鸡蛋3个，葱花10克，盐3克，红椒丝、香菜、食用油各适量

做法

❶ 白萝卜去皮切丝，加少许盐腌渍15分钟；鸡蛋打散，加少许温水和盐打成蛋花。

❷ 炒锅烧热，倒入油烧至七成热时，将白萝卜丝放入翻炒。

❸ 待将熟时，撒入葱花并淋入蛋花，撒上红椒丝及香菜即可。

白果炒鹌鹑

材料

白果50克，鹌鹑150克，蘑菇、盐、淀粉、香油、姜末、葱段、青甜椒、红甜椒各适量

做法

❶ 鹌鹑肉洗净切丁，用少许盐、淀粉腌渍；青甜椒、红甜椒、蘑菇洗净切丁；白果洗净入笼锅蒸透。

❷ 爆香姜末，放入鹌鹑丁、蘑菇丁、白果、红甜椒丁、青甜椒丁，加剩余盐、葱段爆香，用剩余淀粉勾芡，淋入香油即成。

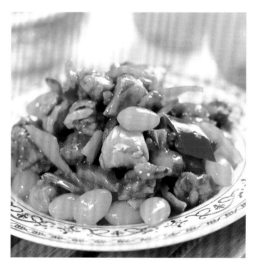

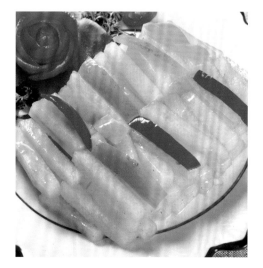

橙汁冬瓜条

材料

冬瓜300克，盐3克，青甜椒、红甜椒、黄甜椒各10克，橙汁、食用油各适量

做法

❶ 冬瓜、青甜椒、红甜椒、黄甜椒洗净，冬瓜去皮，与甜椒一并切成条。

❷ 锅入水烧开，加盐，放入冬瓜煮熟后，捞出沥干，摆盘。

❸ 锅下油烧热，放入青甜椒、红甜椒、黄甜椒爆香后摆盘，将橙汁淋在冬瓜上即可。

上汤银鱼马齿苋

材料

银鱼 100 克，马齿苋 200 克，盐 4 克，上汤适量

做法

1. 马齿苋洗净；银鱼洗净。
2. 将洗净的马齿苋下入沸水中稍氽后，捞出后装入盘中。
3. 将银鱼炒熟，加入上汤、盐调味。
4. 最后淋在马齿苋上即可。

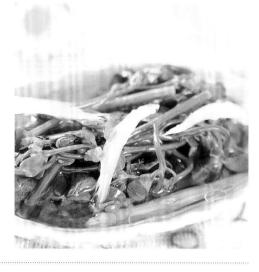

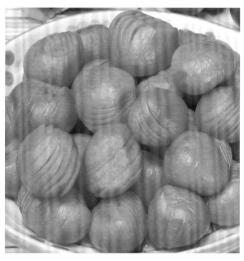

糖醋小萝卜

材料

小萝卜 1000 克，盐 3 克，砂糖 10 克，醋 15 毫升

做法

1. 小萝卜洗净，去皮，横切几刀（不要切断），放入盆中，撒入少许盐拌匀，腌渍 1 小时左右。
2. 取出小萝卜挤干水分，放入盘中，加入砂糖和醋拌匀，最后放入冰箱中冷藏约 3 小时即可。

蒜薹炒山药

材料

山药 200 克，蒜薹 200 克，盐 3 克，红甜椒丝 30 克，食用油适量

做法

1. 将山药去皮洗净，斜切成片；蒜薹洗净，切段。
2. 热锅下油，放入蒜薹段和山药片翻炒至八成熟，加入红甜椒丝翻炒至熟，调入盐炒匀即可。

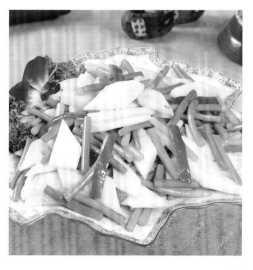

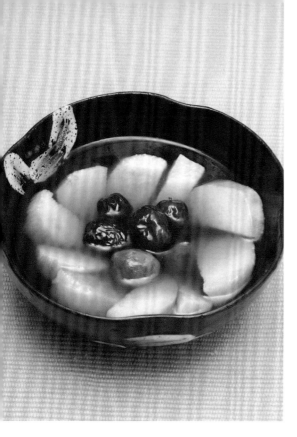

桂圆山药红枣汤

本品具有补血益气、健脾止泻的功效，适合脾胃气虚型的慢性肠炎患者。

材料

桂圆肉 100 克，新鲜山药 150 克，红枣 6 颗

做法

❶ 山药削皮洗净，切块；红枣洗净，泡发。

❷ 煮锅加 3 碗水煮开，加入山药煮沸，再下红枣，转小火慢熬。

❸ 待山药熟、红枣松软，桂圆肉掰散加入。

❹ 待桂圆的香甜味渗入汤中即可熄火。也可依据个人口味加入冰糖调味。

食疗解析

　　山药具有补脾养胃、生津益肺、补肾的功效，用于脾虚食少、久泻不止等症，适合长期腹泻的慢性肠炎者，肾虚、脾虚患者。此外，山药还可以用于治疗肺虚喘咳等症。

莲子芡实薏米汤

本品具有健脾化湿、涩肠止泻的功效，适合脾胃气虚型的慢性肠炎患者。

材料

麦冬、薏米各 30 克，莲子、沙参、芡实各 20 克，冰糖适量

做法

❶ 将莲子、麦冬、芡实、沙参、薏米用清水浸泡。

❷ 将芡实、薏米放入锅中，加清水，以大火煮沸后再以小火煮 30 分钟。

❸ 然后将莲子、麦冬、沙参放入锅中，再煮 20 分钟，起锅前，调入冰糖搅拌均匀。

食疗解析

　　莲子有健脾补胃、益肾涩精的功用，适合脾胃气虚型的慢性肠炎患者。此外，芡实也有很好的止泻功效。

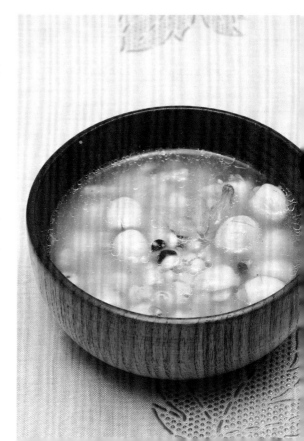

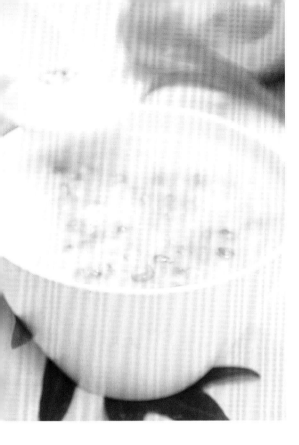

薏米绿豆粥

本品具有清热解毒、利水渗湿的功效，适合湿热中阻型的急性肠炎患者。

材料

大米 60 克，薏米 40 克，玉米粒、绿豆各 30 克，盐 2 克

做法

❶ 大米、薏米、绿豆泡发；玉米粒洗净。

❷ 锅置火上，倒入适量清水，放入大米、薏米、绿豆，以大火煮至开花。

❸ 加玉米粒煮至浓稠状，调入盐拌匀即可。

食疗解析

绿豆具有清热解毒、消暑止渴、利水消肿的功效，适合湿热型急性肠炎患者。此外，绿豆还可降压、降脂、滋补强壮、调和五脏、保肝，常服绿豆汤对接触有毒、有害化学物质而可能中毒者有一定的防治效果。

银耳橘子汤

本品具有滋阴润肠的功效，适合阴虚津亏型的肛裂患者。

材料

红枣 5 颗，橘子半个，银耳 75 克，冰糖适量

做法

❶ 银耳泡软，洗净去硬蒂，切小片备用。

❷ 红枣洗净；橘子剥开取瓣状。

❸ 锅内倒入适量水，再放入银耳及红枣一同煮开后，改小火再煮 30 分钟。

❹ 待红枣煮开入味后，加入冰糖拌匀，最后放入橘子略煮，熄火，捞出红枣即可。

食疗解析

银耳有润肠通便的作用，适合于阴虚便秘者、阴虚津亏型的肛裂患者。

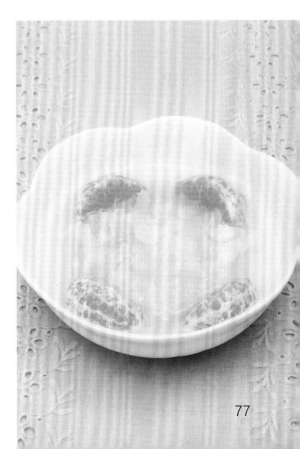

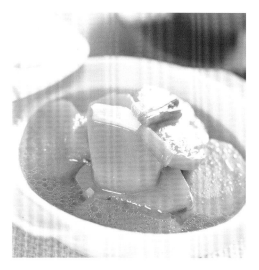

炖南瓜

材料

南瓜 300 克，葱、姜、盐、食用油各适量

做法

❶ 将南瓜用清水洗净，去皮、去瓤，切成厚块；葱用清水洗净，切成段；姜洗净后去皮切丝。

❷ 锅上火，加油烧至七成热，然后下入姜、葱炒香。

❸ 再下入南瓜，加入适量清水炖 10 分钟，调入盐即可。

芦笋炖鲍鱼

材料

鲜芦笋、鲜鲍鱼各 200 克，料酒 10 毫升，盐、味精、葱末、姜末、食用油、鲜汤各适量

做法

❶ 芦笋洗净后切 3 厘米长的段；鲍鱼洗净，入沸水中氽透。

❷ 下葱、姜末入油锅爆香，兑入料酒，调入鲜汤煮沸，下鲍鱼，小火煨至熟烂后加笋，至笋熟后，调入盐、味精即成。

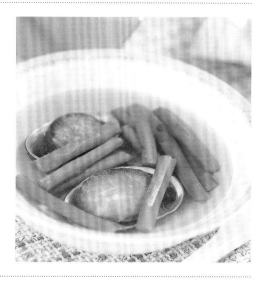

山药炖猪血

材料

猪血 100 克，山药 50 克，盐、食用油、味精各适量

做法

❶ 山药洗净，去皮，切块。

❷ 猪血用清水浸泡后洗净，切片，放入开水锅中焯一下捞出。

❸ 猪血与山药块同放另一锅内，加入油和适量水烧开，改用小火炖15~30分钟,加入盐、味精即可。

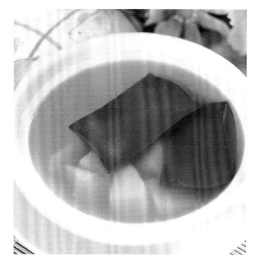

冬瓜薏米兔肉汤

材料

兔肉 250 克，冬瓜 500 克，薏米 30 克，姜、盐各适量

做法

1. 冬瓜去瓤，洗净，切块；薏米洗净；兔肉洗净，切块，去肥脂，用开水汆去血水。
2. 把姜片及以上全部用料一起放入锅内，加适量清水，大火煮沸后，转小火煲 2 小时，调入盐即可。

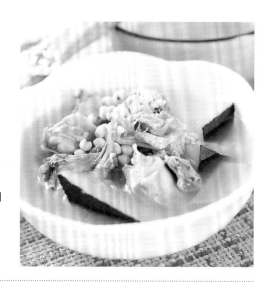

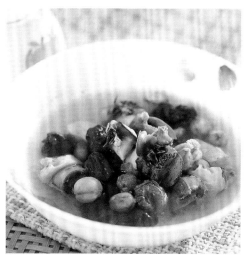

板蓝根豆蔻田螺汤

材料

板蓝根、车前子、红枣各 15 克，白豆蔻 8 克，田螺 80 克，猪瘦肉 100 克，盐、姜适量

做法

1. 将板蓝根、白豆蔻、车前子、红枣洗净；姜切片；猪瘦肉洗净切块。
2. 田螺用清水静养 1~2 天，汆烫后取出螺肉。
3. 将所有药材和螺肉、猪瘦肉、姜放入瓦锅内，加水以大火煮沸后，改小火煲 2 小时，加盐调味，再煮 10 分钟即可。

胡萝卜山药鲫鱼汤

材料

鲫鱼 1 条，胡萝卜 350 克，干山药 20 克，盐 4 克，食用油适量

做法

1. 鲫鱼处理干净；胡萝卜洗净，切块。
2. 热锅入油，下入鲫鱼煎至两面金黄。
3. 将鲫鱼、胡萝卜块、干山药放入锅中，加适量水，大火煮开，转小火煲 20 分钟，加盐调味即可，宜分 2 次食用完。

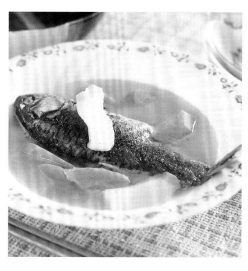

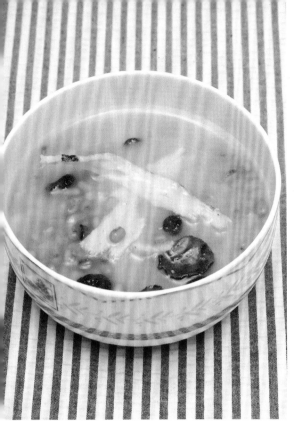

大黄绿豆汤

本品具有清热解毒、泻火通便的功效，适合血热型的肛裂患者。

材料

绿豆 150 克，生大黄 5 克，山楂、黄芪各 10 克，车前子、红糖各适量

做法

❶ 将山楂、车前子、生大黄、黄芪洗净。

❷ 山楂、车前子、生大黄、黄芪加水煮开，转入小火熬 20 分钟，滤取药汁。

❸ 药汁加绿豆放入电饭锅中煮烂，加适量红糖调味即可。

食疗解析

大黄可以清热泻火，对于血热型的肛裂患者有很好的食疗功效。绿豆可以降压、降脂、滋补强壮、调和五脏、保肝、清热解毒、消暑止渴，常服大黄绿豆汤具有很好的保健作用。

百合红豆甜汤

本品具有清心润肠的功效，适合作为肛裂患者的辅助食疗之用。

材料

红豆 40 克，百合 30 克，砂糖适量

做法

❶ 红豆淘净，放入碗中，浸泡 3 小时，备用。

❷ 红豆入锅，加水煮至呈半开状。

❸ 百合洗净，加入红豆中煮 5 分钟，直至汤变黏稠即可，加砂糖调味后饮用。

食疗解析

百合清热安神、润肺止咳，主治肺热久嗽、咳痰唾血、热病后余热未清、虚烦惊悸、神志恍惚、脚气浮肿等症，对于肛裂患者也有一定的辅助治疗功效。此外，它还有助于增强体质。

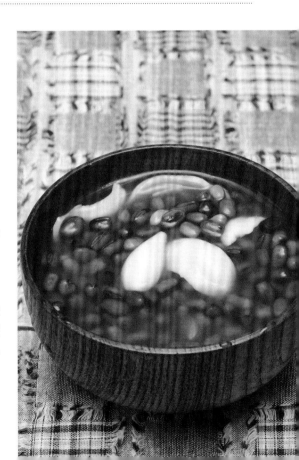

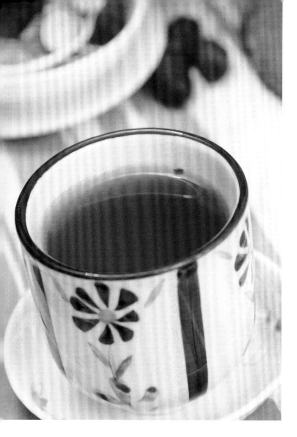

秦皮黄连赤芍汤

本品具有清热解毒、利湿止痛的功效，适合湿热中阻型的急性肠炎患者。

材料

秦皮、黄连、赤芍各9克

做法

❶ 将秦皮、黄连、赤芍全部研为粗末。

❷ 锅洗净，置火上，将上面所制得的药末放入锅中，注入适量的清水，以中火煎汁。

❸ 取汁饮用即可。

食疗解析

秦皮具有清热燥湿、收敛止带、明目的功效，主治细菌性痢疾、肠炎、白带增多、目赤肿痛、迎风流泪、牛皮癣等症。现代药理学研究表明，秦皮还有消炎镇痛的作用，适合急性肠炎患者，可缓解腹痛症状及炎症。

沙参泥鳅汤

本品具有滋阴、益气、养血的功效，适合气血两虚型的痔疮患者。

材料

泥鳅、猪瘦肉各100克，沙参20克，黄芪10克，红枣3颗，盐适量

做法

❶ 泥鳅去内脏，焯烫，洗净黏液；猪瘦肉洗净切片。

❷ 热锅加入油，将泥鳅煎至金黄色，捞起。

❸ 将剩下的材料分别洗净；红枣泡发备用。

❹ 瓦锅内加水，煮沸后加除盐以外的所有原材料，大火煲滚，改小火煲2小时，加盐调味即可。

食疗解析

泥鳅有疗痔、补中益气、强精补血的功效，对气血两虚等型的痔疮患者有一定的疗效。

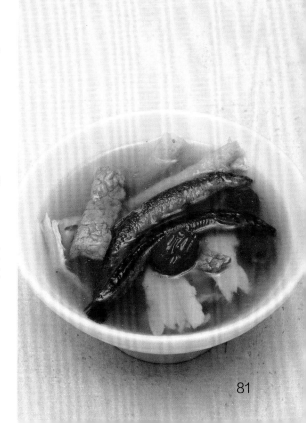

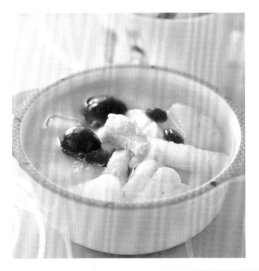

茯苓冬瓜鲫鱼汤

材料

茯苓 25 克，红枣 10 颗，枸杞子 15 克，鲤鱼 450 克，冬瓜 100 克，姜 3 片，盐 3 克

做法

❶ 茯苓、红枣分别洗净备用。

❷ 鲤鱼洗净，去骨、刺，取鱼肉切片。

❸ 冬瓜去皮切块，和姜片、鱼骨、茯苓、枸杞子、红枣一起放入锅中，加入水 1500 毫升，用小火煮至冬瓜熟透，放入鱼片，转大火煮沸，加盐调味即可。

白豆蔻草果羊肉汤

材料

羊肉块 200 克，草果、白豆蔻各 10 克，盐、味精各适量

做法

❶ 白豆蔻洗净加水，烧沸后转小火煮熟。

❷ 羊肉、草果放入炖锅内，加适量水，以大火熬煮，然后捞起，再将汤与白豆蔻合并，用小火炖煮熟透。

❸ 将羊肉与草果一起放入白豆蔻汤内，加盐、味精调味即可食用。

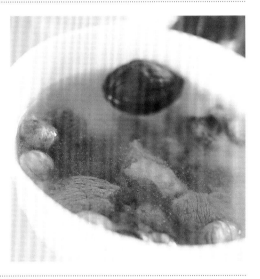

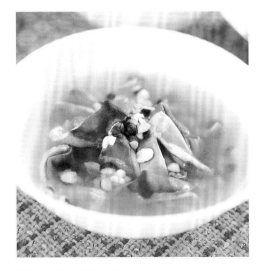

芡实猪肚汤

材料

芡实 50 克，猪肚 200 克，盐少许

做法

❶ 猪肚去筋膜，洗净，放入沸水中焯烫，捞出沥干水分，切块备用。

❷ 芡实用清水洗净，泡发后备用。

❸ 锅洗净，置于火上，将猪肚和芡实一起放入锅中，注入适量清水，煮至猪肚烂熟后加盐调味即成。

绿豆薏米汤

材料

绿豆、薏米各 10 克，低脂奶粉 25 克

做法

❶ 先将绿豆与薏米洗净、泡水，大约 2 小时后即可捞出。

❷ 砂锅洗净，将绿豆与薏米加入水中蒸煮，水煮开后转小火，将绿豆煮至熟透、汤汁呈黏稠状。

❸ 滤出绿豆、薏米中的水，加入低脂奶粉搅拌均匀后，再倒入绿豆汤中。

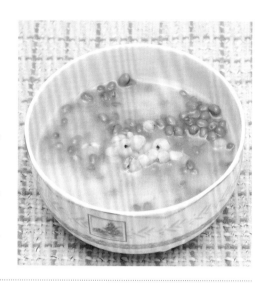

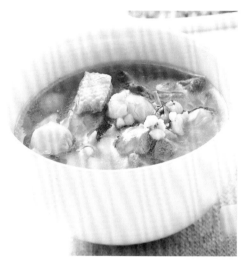

金樱子芡实鸭汤

材料

鸭肉 300 克，金樱子、龙骨各 5 克，芡实、鲜莲子、莲须各 20 克，盐 3 克

做法

❶ 将莲须、金樱子、龙骨放入棉布袋扎紧。

❷ 鸭肉放入沸水中汆烫，捞出洗净；莲子、芡实洗净，沥干。

❸ 将盐以外的所有原材料放入锅中，加 7 碗水以大火煮开，转小火续炖 40 分钟，加盐调味即成。

补骨脂芡实鸭汤

材料

鸭肉 300 克，补骨脂 15 克，芡实 50 克，盐适量

做法

❶ 鸭肉洗净，切块，放入沸水中汆烫，去掉血水，捞出；芡实淘洗干净。

❷ 将芡实与补骨脂、鸭肉一起盛入锅中，加入 7 碗水，大约盖过所有的原材料。

❸ 大火煮开后转小火炖 30 分钟，加盐即可。

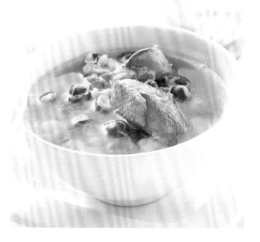

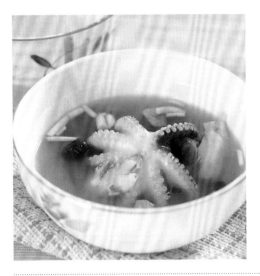

红枣花生章鱼汤

材料

红枣8颗，当归、通草各10克，花生仁30克，章鱼、猪瘦肉各100克，盐适量

做法

❶ 当归、花生仁、通草洗净，浸泡。

❷ 红枣去核，洗净；章鱼浸泡洗净，备用。

❸ 猪瘦肉洗净，切块。

❹ 将水放入瓦锅内，煮沸后加入上述全部材料，大火煲开后改用小火煲3小时，加盐调味即可。

平菇黑木耳鸡汤

材料

鸡肉300克，平菇50克，黑木耳30克，盐、鸡精各适量

做法

❶ 鸡收拾干净，斩块，氽烫；平菇洗净；黑木耳泡发，洗净。

❷ 将鸡肉、平菇、黑木耳放入炖盅中，加适量水，盖好。

❸ 小火炖2小时，加入盐、鸡精调味。

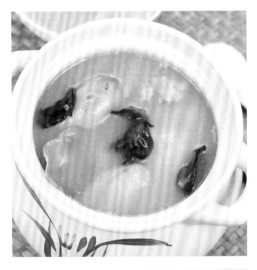

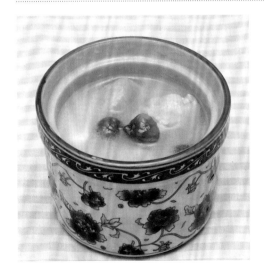

无花果猪肠汤

材料

无花果50克，猪肠400克，猪瘦肉150克，黑木耳20克，红枣3颗，盐3克

做法

❶ 无花果、黑木耳泡发1小时、洗净；猪肠反复冲洗干净，焯水后捞出。

❷ 将清水放入瓦锅内，煮沸后加入无花果、黑木耳、猪肠、猪瘦肉、红枣，改用小火煲3小时，加盐调味即可。

肉豆蔻山药炖乌鸡

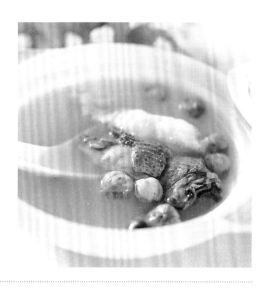

材料

乌鸡 300 克，肉豆蔻、草豆蔻、山药各 10 克，葱白、姜、盐、味精各适量

做法

❶ 乌鸡洗净，除去内脏，斩块；肉豆蔻、草豆蔻、山药、葱白分别洗净，备用。

❷ 将肉豆蔻、草豆蔻、山药、葱白、姜、乌鸡放入砂锅内，加清水炖至熟烂。

❸ 最后加适量盐、味精即可。

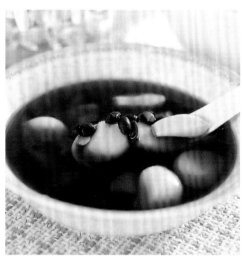

黑豆蒜煮红糖

材料

黑豆 100 克，蒜、红糖各 30 克

做法

❶ 黑豆用清水洗净，用清水浸泡 30 分钟；蒜洗净，去皮。

❷ 将锅放大火上，加 1000 毫升水煮沸后，倒入蒜、红糖，把黑豆连同浸泡的水一起倒入锅里，然后转小火烧至黑豆熟即可。

枸杞子银耳高粱羹

材料

银耳 1 朵，高粱 50 克，枸杞子、砂糖各适量

做法

❶ 银耳洗净，放入清水中泡发，然后切成小朵，备用；高粱用清水洗净，备用；枸杞籽洗净，泡发备用。

❷ 锅洗净，置于火上，将银耳、高粱、枸杞子一起放入锅中，注入适量清水煮至熟。

❸ 最后加入适量砂糖调味即可。

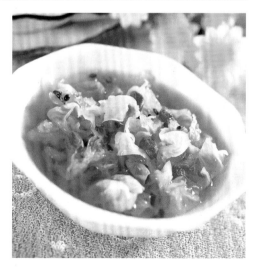

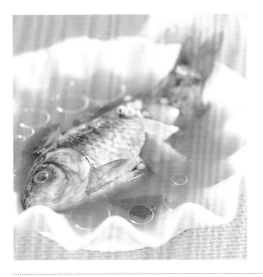

薏米冬瓜皮鲫鱼汤

材料

鲫鱼 250 克，冬瓜皮 60 克，薏米 30 克，茯苓 10 克，姜 3 片，盐少许

做法

❶ 将鲫鱼剖洗干净，去内脏，去鳃；冬瓜皮、茯苓、薏米分别洗净。

❷ 将盐以外的所有原材料放进汤锅内，加适量清水，盖上锅盖。

❸ 用中火烧开，转小火再煲 1 小时，加盐调味即可。

猪肠核桃汤

材料

猪肠 200 克，核桃仁 60 克，熟地黄 30 克，红枣 10 颗，姜丝、葱末、盐、料酒各适量

做法

❶ 猪肠洗净，入沸水中焯烫，捞出切块。

❷ 核桃仁捣碎；熟地黄用干净纱布包好。

❸ 锅内加水适量，放入猪肠、核桃仁、药袋、红枣、姜丝、葱末、料酒，大火烧沸，改用小火煮 40 分钟，拣出药袋，调入盐即成。

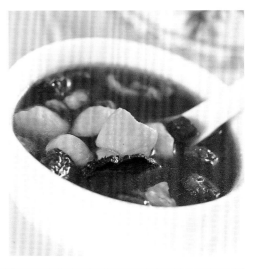

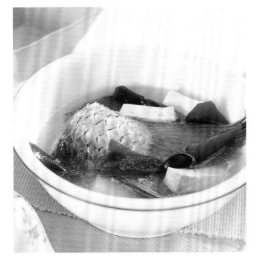

豆腐海带鱼尾汤

材料

豆腐 1 块，海带结 50 克，鲩鱼尾 500 克，姜 2 片，食用油 10 毫升，盐 3 克

做法

❶ 豆腐放入冰箱中冻约 30 分钟；海带结浸泡 24 小时。

❷ 鲩鱼尾去鳞，洗净，烧锅下食用油、姜，将鱼尾两面煎至金黄色，加入沸水 1000 毫升煲 20 分钟后，放入切条状的豆腐、海带结，再煮 15 分钟，加盐调味即可食用。

猪肠莲子枸杞子汤

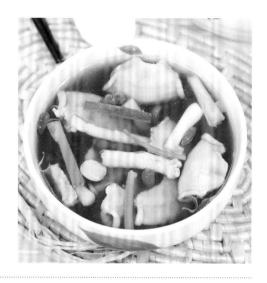

材料

猪肠 150 克，鸡脚 100 克，红枣 5 颗，党参、枸杞子、莲子各 3 克，盐适量，葱段 5 克

做法

❶ 猪肠切段，洗净；鸡脚、红枣、枸杞子、党参均洗净；莲子去皮、去莲心，洗净。

❷ 锅注水烧开，下猪肠氽熟，捞出。

❸ 猪肠、鸡脚、红枣、枸杞子、党参、莲子入瓦锅，注入适量清水，烧开后改为小火炖煮 2 小时，加盐调味，撒上葱段即可。

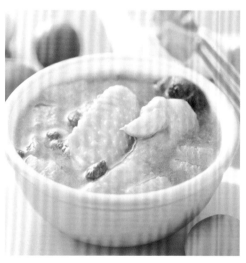

益智仁鸡汤

材料

党参、益智仁各 10 克，枸杞子、竹荪各 15 克，鸡翅 200 克，鲜香菇 20 克，盐 3 克

做法

❶ 鸡翅洗净剁小块，氽烫；竹荪泡软，洗净后切段；香菇洗净。

❷ 将党参、益智仁、枸杞子、鸡翅、香菇和 1500 毫升水一起放入锅中，大火煮开后转小火，炖煮至鸡翅熟烂，放入竹荪，煮约 10 分钟，加盐调味即可。

百合猪蹄汤

材料

胡萝卜干 30 克，百合 20 克，猪蹄 600 克，蜜枣 5 颗，盐 3 克

做法

❶ 胡萝卜干浸泡后切块；百合泡发。

❷ 猪蹄洗净斩块，飞水，入烧锅干爆 5 分钟。

❸ 清水入瓦锅内，煮沸后加盐以外的所有材料，大火煲沸，改小火煲 3 小时，加盐调味即可。

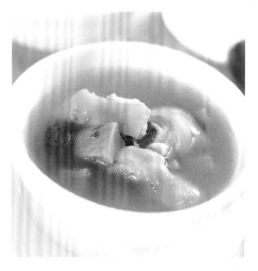

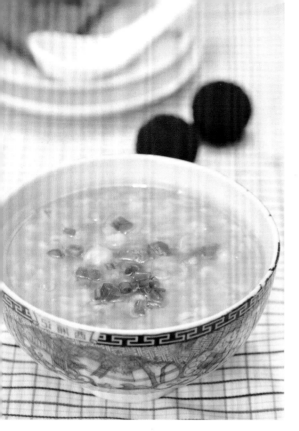

椰汁薏米萝卜粥

本品具有润肠、祛湿的功效，适合痔疮患者辅助食疗之用。

材料
椰汁 50 毫升，薏米 80 克，玉米粒、胡萝卜、豌豆各 15 克，冰糖 7 克，葱花少许

做法
❶ 薏米洗净后泡发；玉米粒洗净；胡萝卜洗净，切丁；豌豆洗净。

❷ 锅置火上，注入水，加入薏米煮至米粒开花后，加入玉米、胡萝卜、豌豆同煮。

❸ 煮至米粒软烂时，加入冰糖煮至溶化，待凉时，加入椰汁，撒上葱花即可食用。

食疗解析
　　薏米具有祛湿除痹、健脾化湿的功效，适合痔疮患者食用。此外，薏米还具有健脾止泻、清热排脓等功效。

银耳山楂粥

本品具有活血化淤的功效，适合气滞血淤型的肛裂患者。

材料
银耳 30 克，大米 80 克，山楂、砂糖、葱花各适量

做法
❶ 大米用冷水浸泡半小时后，洗净，捞出，沥干水分备用。

❷ 大米倒入锅中，加清水煮至米粒开花。

❸ 放入银耳、山楂同煮片刻，待粥至浓稠状时，调入砂糖拌匀，撒上葱花即可。

食疗解析
　　山楂含有一定量的脂肪酶，能促进脂肪分解，并能增加胃消化酶的分泌，促进消化，对肠胃功能具有一定的调节作用。

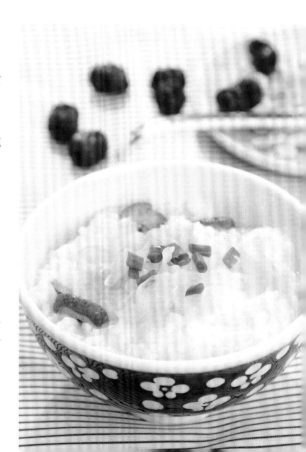

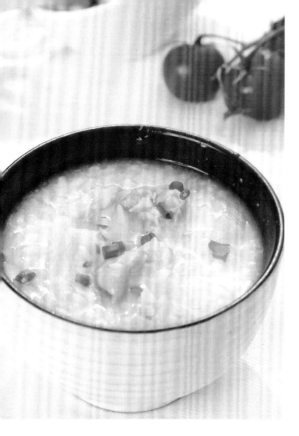

猪肠白菜粥

本品具有益气、润肠、止血的功效，适合便血的痔疮患者辅助食疗之用。

材料
白菜 60 克，猪肠 150 克，大米 80 克，姜片、葱花、盐、鸡精各适量

做法
❶ 猪肠洗净，切段，入沸水汆烫，捞出；白菜洗净，切丝；大米淘净，泡好。

❷ 锅中注水，下入大米煮开，下入猪肠、姜片，炖煮至猪肠变熟，再炖半小时。

❸ 转小火，下入白菜丝慢熬成粥，调入盐、鸡精调味，撒上葱花即可。

食疗解析
猪肠有润肠、祛风、补虚、止血的功效，能祛下焦风热、止便血，主治肠风便血、血痢、痔瘘、脱肛等症。

猪腰山药薏米粥

本品具有健脾化湿、补脾益气的功效，适合脾胃气虚型的慢性肠炎患者。

材料
猪腰 100 克，山药 80 克，薏米 50 克，大米 120 克，盐 3 克，香油、葱花适量

做法
❶ 猪腰洗净切花刀；山药洗净去皮切块。

❷ 锅中注水，下入薏米、大米、山药大火煮沸，再用中火煮半小时。

❸ 改小火，放入猪腰，至猪腰煮熟，调入盐调味，淋上香油，撒上葱花。

食疗解析
薏米具有利水渗湿、健脾止泻的功效，适合脾胃气虚型的慢性肠炎腹泻患者，此外。薏米还有解热、镇痛、排脓、美容养肤等功效。

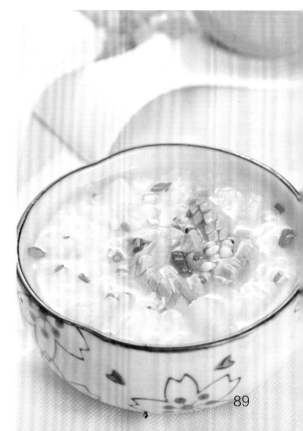

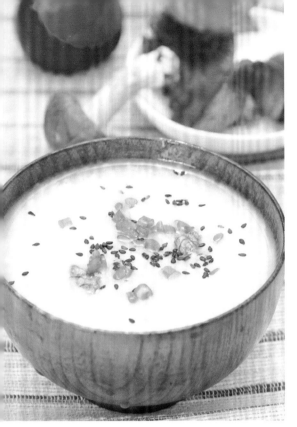

核桃百合芝麻粥

本品具有润肠通便的功效，适合肛裂患者辅助食疗之用。

材料

大米 80 克，砂糖 4 克，葱花 8 克，核桃仁、百合、黑芝麻各适量

做法

❶ 大米泡发洗净；核桃仁、黑芝麻均洗净；百合洗净，去黑色边缘。

❷ 锅置火上，入水，入大米煮至米粒开花。

❸ 加入核桃仁、百合、黑芝麻同煮至浓稠状，调入砂糖拌匀，撒上葱花即可。

食疗解析

　　核桃仁含有丰富的油脂，有润肠通便的作用，有助于防止因便秘而引致的肛裂病情加重。核桃油中油酸、亚油酸等不饱和脂肪酸是预防动脉硬化、冠心病的优质营养成分。

核桃乌鸡粥

本品具有润肠通便、补肾益气的功效，适合肾气不足型的痔疮患者。

材料

乌鸡肉 200 克，核桃仁 100 克，大米 80 克，枸杞子、姜、鲜汤、盐、葱花、食用油各适量

做法

❶ 大米淘净；枸杞子洗净；乌鸡肉洗净，切块；姜洗净切末。

❷ 油锅中爆香姜末，下入乌鸡肉过油，倒入鲜汤，放入大米烧沸，下核桃仁和枸杞籽，熬煮。

❸ 小火焖煮好，调入盐，撒上葱花即可。

食疗解析

　　乌鸡具有滋阴、补肾、养血、填精、益肝、补虚作用，对于肾气不足型的痔疮患者有一定的食疗功效。

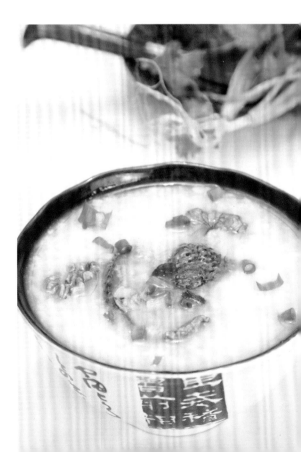

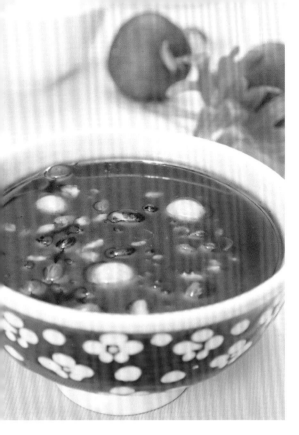

黑米黑豆莲子粥

本品具有润肠通便、益气补肾的功效，适合血虚、阴虚、气虚型的便秘患者。

材料
糙米 40 克，燕麦 30 克，黑米、黑豆、红豆、莲子各 20 克，砂糖 5 克

做法
❶ 糙米、黑米、黑豆、红豆、燕麦均洗净，泡发；莲子洗净，泡发后，挑去莲心。
❷ 锅置火上，加入水，放入糙米、黑豆、黑米、红豆、莲子、燕麦开大火煮沸。
❸ 最后转小火煮熟，调入砂糖拌匀即可。

食疗解析
　黑米具有健脾开胃、滋阴养血、益气补肾的功效，适合血虚、阴虚以及气虚的便秘患者食用。同时，黑米富含 B 族维生素、蛋白质等，对于脱发、白发等症都有食疗保健作用。

黑芝麻蜂蜜粥

本平具有滋阴润燥、润肠通便的功效，适合阴虚津亏型的肛裂患者。

材料
黑芝麻 20 克，大米 80 克，砂糖 3 克，蜂蜜、葱花、枸杞子各适量

做法
❶ 大米泡发洗净；黑芝麻洗净。
❷ 锅置火上，倒入清水，放入大米煮开。
❸ 加入蜂蜜、黑芝麻同煮至浓稠状，调入砂糖拌匀，撒上葱花、枸杞子即可。

食疗解析
　蜂蜜具有补虚、润燥、解毒的功效，对于阴虚津亏型的肛裂患者有很好的食疗作用。此外，它还有保护肝脏、营养心肌、降血压、防止动脉硬化等功效。

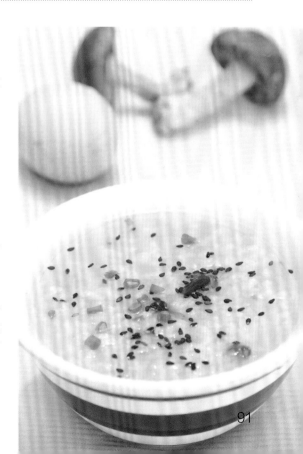

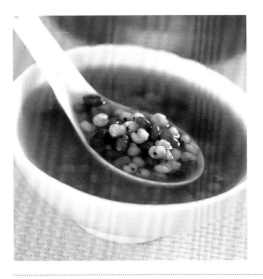

红豆薏米粥

材料

红豆 50 克，薏米 30 克，砂糖适量

做法

❶ 红豆洗净，用清水浸泡 20 分钟；薏米放水中泡至软化。

❷ 将红豆和薏米一起放入锅内，加适量水，用大火煮沸后，转小火煮至红豆开花。

❸ 最后加砂糖调味即可。

猪肚白术粥

材料

猪肚 500 克，白术 30 克，黄芪 15 克，粳米 150 克，姜 6 克，盐适量

做法

❶ 将猪肚翻洗干净，煮熟后切成小块；姜洗净切片。

❷ 白术、黄芪洗净，一并放入锅中加清水适量，用大火烧沸后改小火煎煮。

❸ 约煮 1 小时后，加入洗净的粳米、姜片、猪肚煮粥，至粥熟后调入盐即可。

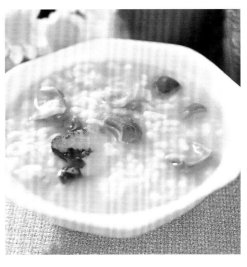

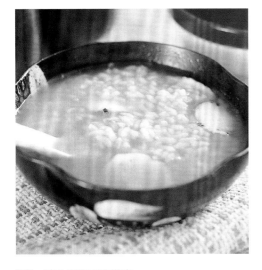

山药糯米粥

材料

山药 30 克，糯米 50 克，红糖适量

做法

❶ 山药去皮后切成片。

❷ 将糯米洗净后略微炒制，然后与洗净的山药片共煮粥。

❸ 先用大火烧开，然后转小火熬煮，熬至粥黏稠时，加红糖即可。也可以用冰糖来代替红糖。

白术内金红枣粥

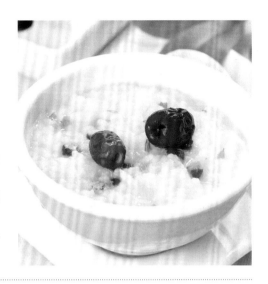

材料
大米 100 克，白术、鸡内金、红枣各适量，砂糖 4 克

做法
❶ 大米泡发洗净；红枣、白术均洗净；鸡内金洗净，加水煮好，取汁待用。
❷ 锅置火上，加入适量清水，倒入煮好的鸡内金汁，放入大米，以大火煮开。
❸ 再加入白术、红枣煮至粥呈浓稠状，调入砂糖拌匀即可。

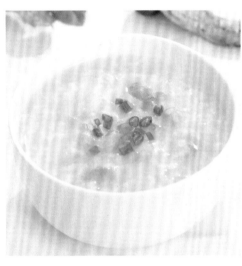

板栗桂圆粥

材料
板栗、桂圆肉各 20 克，粳米 100 克，砂糖 6 克，葱花少许

做法
❶ 板栗、桂圆肉洗净；粳米泡发洗净。
❷ 锅置火上，注入清水后，放入粳米，用大火煮至米粒开花。
❸ 放入板栗、桂圆肉，用中火煮至粥成，调入砂糖入味，撒上葱花即可。

薏米茯苓粥

材料
大米 70 克，薏米 20 克，茯苓 10 克，砂糖 3 克，葱花适量

做法
❶ 大米、薏米均泡发洗净；茯苓洗净。
❷ 锅置火上，倒入清水，放入大米、薏米、茯苓，以大火煮开。
❸ 待煮至浓稠状时，调入砂糖拌匀，最后撒上葱花即可。

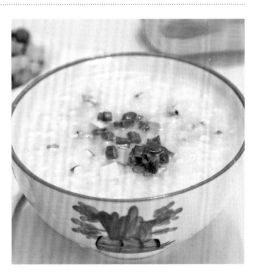

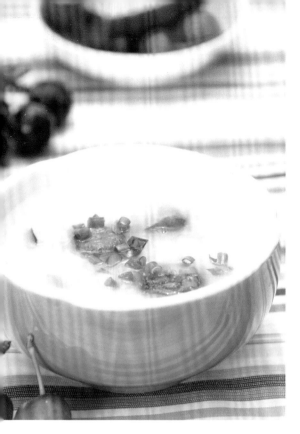

苹果大米羹

本品具有健脾止泻的功效，适合肠炎患者的辅助食疗之用。

材料
干山楂 20 克，苹果 50 克，大米 100 克，冰糖 5 克，葱花少许

做法
❶ 大米淘洗干净，用清水浸泡；苹果洗净切小块；山楂干用温水稍泡后洗净。
❷ 大米入锅，加适量清水煮至八成熟。
❸ 再放入苹果、山楂干煮至米烂，放入冰糖熬溶后调匀，撒上葱花便可。

食疗解析
　苹果有健脾止泻的功效，适合慢性肠炎患者食用。同时苹果还具有润肺、健胃、生津、止渴、消食、顺气、醒酒的功能。

山药土茯苓煲瘦肉

本品具有益气润肠、凉血解毒的功效，适合湿热下注、淤毒内阻型的痔疮患者。

材料
猪瘦肉 450 克，山药 30 克，土茯苓 20 克，盐 3 克

做法
❶ 山药、土茯苓洗净，沥干水，备用。
❷ 先将猪瘦肉汆烫，去血水，再切成小块。
❸ 砂锅内加水，放入盐以外的所有材料，待大火煮开后转小火煲 2 小时，加盐即可。

食疗解析
　土茯苓可除湿、解毒、通利关节，适合湿热下注型、淤毒内阻型的痔疮患者。此外，还可用于湿热淋浊、带下、痈肿、瘰疬、疥癣、梅毒及汞中毒所致的肢体拘挛、筋骨疼痛等症。

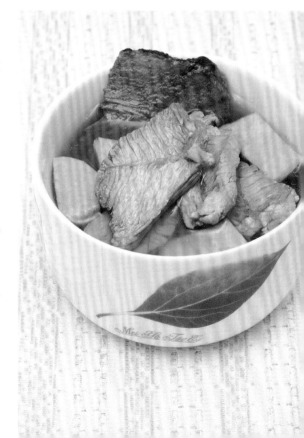

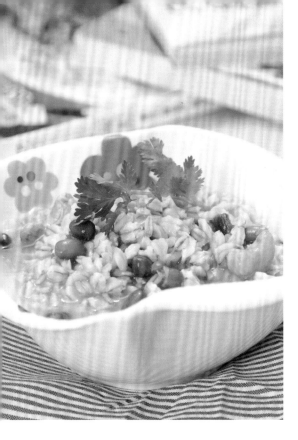

红豆燕麦粥

本品具有润肠通便、补虚养胃的功效，适合气虚型的便秘患者。

材料

红豆、燕麦片、砂糖各 10 克，枸杞子 5 克，香菜少许

做法

❶ 燕麦片洗净；红豆洗净，泡水约 4 小时，直到泡胀为止；枸杞浸泡。

❷ 将泡软的红豆、燕麦片放入锅中，加入适量的水后，用中火煮开，转小火煮至熟。

❸ 放入泡好的枸杞子，再入砂糖调味，撒上香菜即可。

食疗解析

燕麦具有健脾、益气、补虚、养胃、润肠的功效。燕麦富含膳食纤维，对改善便秘有一定的疗效，尤其适合气虚型便秘患者食用。

山药薏米白菜粥

本品具有祛湿排脓、健脾止泻的功效，适合急性肠炎患者食疗之用。

材料

干山药、薏米各 20 克，白菜叶 30 克，大米 70 克，枸杞子 3 克，盐 2 克

做法

❶ 大米、薏米均泡发洗净；干山药洗净；白菜叶洗净，切丝。

❷ 锅置火上，倒入清水，放入大米、薏米、干山药，以大火煮开。

❸ 加入白菜丝煮至粥浓稠，调入盐，点缀枸杞子。

食疗解析

薏米具有利水渗湿、解热、镇静、镇痛、健脾止泻、除痹排脓等功效，适合湿热型急性肠炎患者。

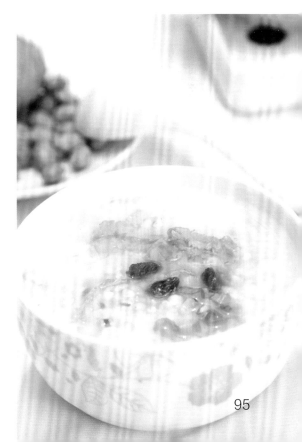

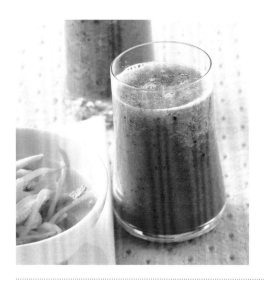

厚朴蔬果汁

材料

厚朴15克，陈皮10克，干姜3片，西芹、菠萝、苹果各适量

做法

❶ 厚朴、陈皮、干姜洗净入锅，加水适量，煎取药汁备用。

❷ 西芹、菠萝、苹果洗净切块，放入果汁机搅打成汁。

❸ 倒入杯中，加入药汁混合即可饮用。

沙田柚草莓汁

材料

沙田柚100克，草莓20克，酸奶200毫升

做法

❶ 将沙田柚洗净，撕去外皮，然后切成小块备用（越小越好）。

❷ 将草莓用清水洗干净，去掉蒂，切成大小适当的小块备用。

❸ 将沙田柚块、草莓块都放入搅拌机内，搅打成汁。

❹ 最后加入酸奶搅拌均匀即可。

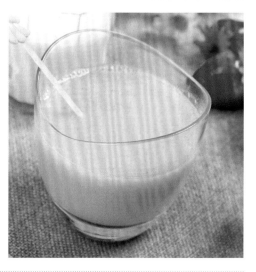

厚朴谷芽消食汁

材料

葡萄柚2个，柠檬1个，谷芽10克，厚朴、天冬各8克，蜂蜜10毫升

做法

❶ 谷芽、厚朴、天冬放入锅中，加入100毫升清水，以小火煮沸，约1分钟后关火，滤取药汁降温备用。

❷ 葡萄柚和柠檬切半，利用榨汁机榨出果汁，倒入杯中。

❸ 加入蜂蜜、药汁搅拌均匀，即可饮用。

桑葚猕猴桃牛奶

材料

桑葚 80 克，猕猴桃 1 个，牛奶 150 毫升

做法

❶ 将桑葚用清水洗干净，然后对半切开，备用；猕猴桃洗干净去掉外皮，切成大小适合的块。

❷ 将桑葚块、猕猴桃块一起放入果汁机内，搅打成汁。

❸ 最后加入牛奶搅拌均匀即可饮用。夏季也可将本品冷藏后饮用。

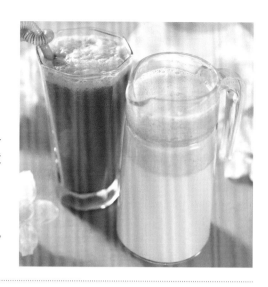

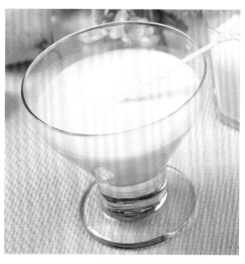

贡梨酸奶

材料

贡梨 1 个，柠檬半个，酸奶 200 毫升

做法

❶ 将贡梨用清水洗干净，去掉外皮，去籽，切成大小适合的块；

❷ 柠檬洗净，切片。

❸ 将贡梨块、柠檬片放入搅拌机内，搅打成果汁。

❹ 最后加入酸奶搅拌均匀即可饮用。

菠萝汁

材料

菠萝 200 克，柠檬汁 50 毫升

做法

❶ 菠萝去皮，洗净，切成小块。

❷ 把菠萝和柠檬汁一起放入果汁机内，搅打均匀。

❸ 把菠萝汁倒入杯中即可。

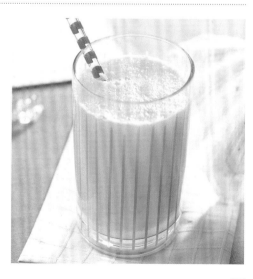

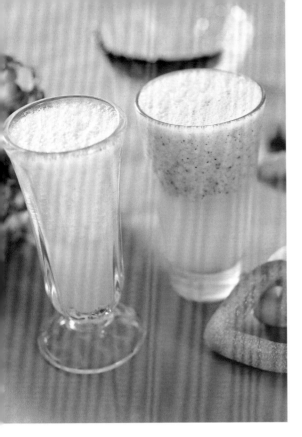

火龙果汁

本品具有清热泻火、润肠通便的功效，适合血热肠燥型的肛裂患者。

材料

火龙果 150 克，苦瓜 60 克，蜂蜜 10 毫升，冰块少许

做法

❶ 将火龙果用清水洗净，取肉切成粒备用；苦瓜用清水洗净，切成丁，备用。

❷ 将火龙果、苦瓜、100 毫升水、冰块一起倒入搅拌机内，搅打成汁。

❸ 最后加入蜂蜜搅拌均匀即可。

食疗解析

　　火龙果具有清热降火的功效，适合血热肠燥型的肛裂患者。此外，火龙果具有预防高血压的作用，还有美容功效。它还对重金属中毒有解毒的作用，所以对胃壁有保护作用。

榴莲牛奶果汁

本品具有补肾阳、润肠燥的功效，适合阳虚型的便秘患者。

材料

榴莲肉 100 克，水蜜桃 50 克，蜂蜜少许，鲜牛奶 200 毫升

做法

❶ 将水蜜桃去皮洗净；将榴莲肉、水蜜桃、蜂蜜倒入榨汁机。

❷ 将 200 毫升冷开水倒入，盖上杯盖，充分搅拌成果泥状，加入牛奶，调成果汁即可。

食疗解析

　　榴莲营养价值极高，经常食用可以强身健体、补肾壮阳、温暖身体，属温补的水果，也适合脾胃阳虚型的胃下垂患者食用。榴莲性热，还可以活血散寒、缓解痛经。

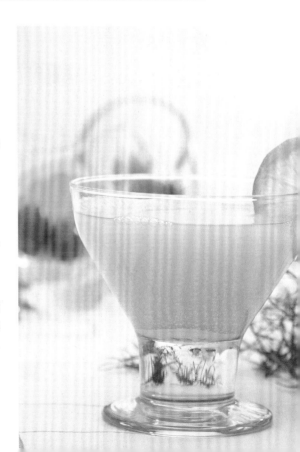

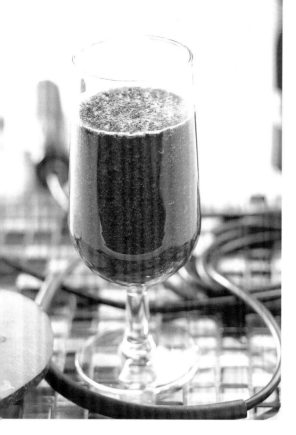

桑葚蓝莓汁

本品具有养阴润燥、滋养肠胃的功效，适合肝肾阴虚型的痔疮患者。

材料

桑葚 100 克，蓝莓 70 克，柠檬汁 30 毫升

做法

❶ 桑葚用水洗净，备用；蓝莓洗净，备用。

❷ 再把蓝莓、桑葚、柠檬汁和 100 毫升水全部放入果汁机内，搅打均匀。把果汁倒入杯中即可。

食疗解析

桑葚有生津润燥、润肠排毒的作用，其中的鞣酸、脂肪酸、苹果酸等物质可帮助淀粉及蛋白质的消化，用于辅助治疗腹泻。

猕猴桃柳橙酸奶

本品具有清热润肠、滋阴生津的功效，适合肠胃积热、阴虚型的便秘患者。

材料

猕猴桃 1 个，柳橙 1 个，酸奶 130 毫升

做法

❶ 将柳橙洗净，去皮。

❷ 猕猴桃洗净，切开取出果肉。

❸ 将柳橙、猕猴桃果肉及酸奶一起放入搅拌机中搅匀即可。

食疗解析

猕猴桃有生津解热、调中下气、利尿、滋阴之功效，对肠胃积热以及阴虚型的便秘患者有很好的食疗作用。其含有的硫醇蛋白的水解酶和超氧化物歧化酶，还具有美容养颜的功能。

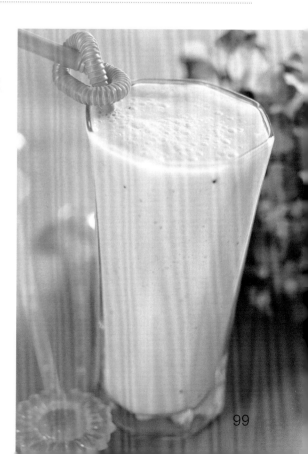

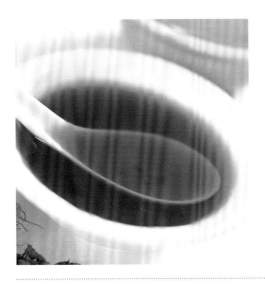

蒲公英鱼腥草饮

材料

蒲公英、鱼腥草各 10 克，玉米须 5 克，冰糖少量

做法

❶ 将玉米须、蒲公英、鱼腥草分别用清水洗净，最好用凉水浸泡 20 分钟左右，去除表面附着的杂质。

❷ 加 1000 毫升的清水，将玉米须、蒲公英、鱼腥草煎后去渣。

❸ 加冰糖调匀即可。

蜂蜜清茶

材料

蜂蜜 10 克，香油 6 毫升，绿茶 6 克

做法

❶ 将绿茶用清水洗净，加香油搅拌，香油的量可以自行控制。

❷ 然后加 300 毫升的开水冲泡，加盖闷 10 分钟后揭盖，待水冷却。

❸ 最后加入蜂蜜搅拌均匀，即可饮用。加蜂蜜时要注意水温不能过高，否则会破坏蜂蜜自身的营养成分。

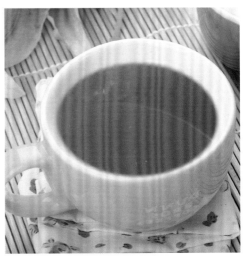

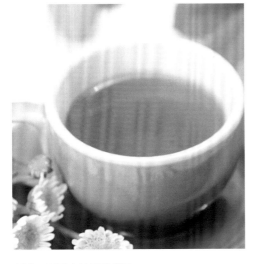

山楂薏米荷叶茶

材料

山楂、荷叶各 10 克，薏米 30 克，砂糖适量

做法

❶ 山楂、荷叶洗净；薏米洗净后，用温水浸泡 30 分钟。

❷ 将薏米放入锅中先煮熟，再放入山楂、荷叶，煮 5 分钟即可关火。

❸ 加入砂糖调匀即可饮用。

大黄通便茶

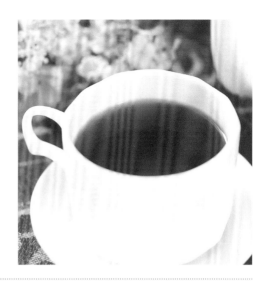

材料

大黄 5 克，番泻叶 3 克，蜂蜜 20 毫升

做法

❶ 将大黄、番泻叶用清水洗净，也可用清水浸泡 20 分钟。

❷ 大黄用适量水煎煮 15 分钟后熄火，加入番泻叶，加盖闷 10 分钟左右。

❸ 滤取汤汁，待晾凉至 60℃ 左右时，加入蜂蜜调味即可。蜂蜜可以酌量添加。

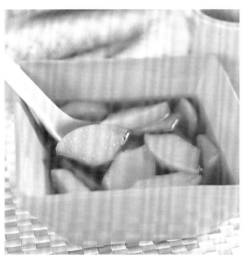

苹果红糖饮

材料

苹果 1 个，红糖适量

做法

❶ 将苹果洗净，去皮去籽，切块备用。

❷ 将切好的苹果块放入碗内。

❸ 将装有苹果块的碗中加少许的水，移入锅内蒸熟。

❹ 最后加入红糖调味即可。

火麻仁绿茶

材料

火麻仁 20 克，绿茶 2 克，蜂蜜 20 毫升

做法

❶ 将火麻仁洗净备用。

❷ 锅内倒入火麻仁、绿茶，加适量的清水，用大火烧开后转小火熬煮。

❸ 待熬出药味，熄火，滤去残渣，将汤汁放凉至 60℃，最后加蜂蜜调匀即可饮用。

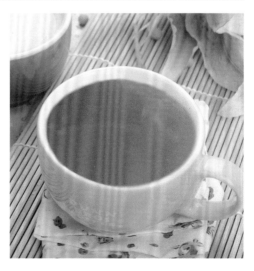

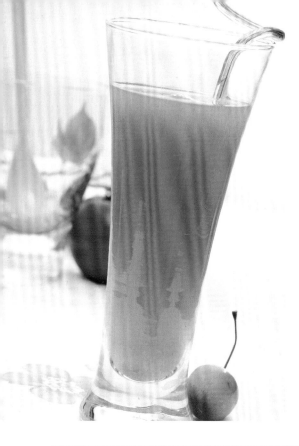

石榴苹果汁

本品具有滋阴生津、涩肠止泻、消食导滞的功效，适合伤食型的急性肠炎患者。

材料

石榴、苹果、柠檬各 1 个

做法

❶ 石榴洗净，剥开皮，取出果实，备用；将苹果洗净，去核，切块，备用。

❷ 将苹果、石榴、柠檬一起放进榨汁机，榨汁即可。

食疗解析

　　石榴具有生津止渴、涩肠止泻、杀虫止痢的功效，适合急性肠炎患者。石榴含有石榴酸等多种有机酸，能帮助消化吸收、增强食欲；石榴还有明显的收敛、抑制细菌、抗病毒的作用。其所含的维生素 C 和胡萝卜素都是强抗氧化剂，可防止细胞癌变。

甜瓜酸奶汁

本品具有清热利尿的功效，适合痔疮患者辅助食疗之用。

材料

甜瓜 100 克，酸奶 100 毫升，蜂蜜适量

做法

❶ 将甜瓜洗净，去皮、籽，切块，放入榨汁机中榨成汁。

❷ 将果汁倒入搅拌机中，加入酸奶、蜂蜜，搅打均匀即可。

食疗解析

　　甜瓜具有清暑热、解烦渴、利小便之功效，适合痔疮患者食用。甜瓜蒂所含的胡萝卜素能减轻慢性肝损伤，保护肝脏，可辅助治疗黄疸及无黄疸型病毒性肝炎、肝硬化等症。

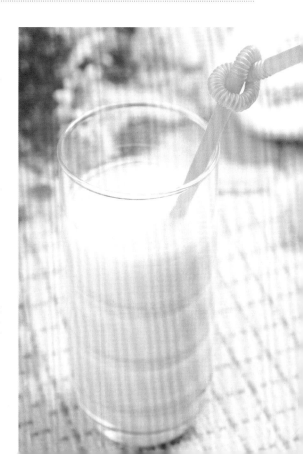

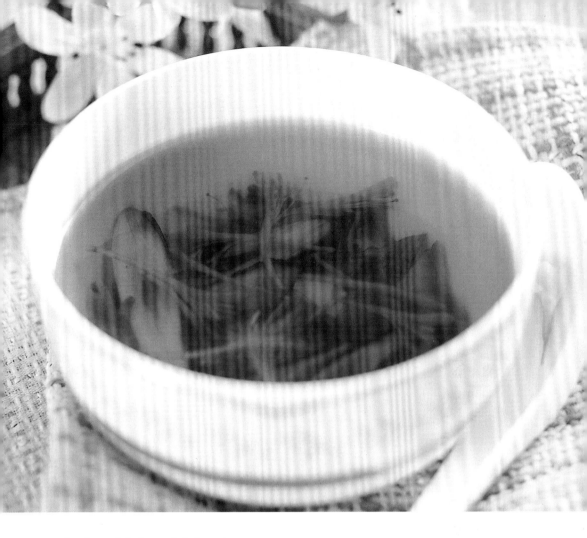

金银花板蓝根汤

本品具有清热、解毒、凉血的功效，适合血热型的急性肠炎患者。

材料

金银花 20 克，板蓝根 15 克，冰糖适量

做法

❶ 将金银花、板蓝根分别用适量清水洗干净，备用。

❷ 锅洗净，置于火上，将金银花、板蓝根一起放入锅中，注入适量清水，先用大火烧开，然后转小火煎 30 分钟。

❸ 最后加入适量的冰糖煮至溶化即可。饮用时可将残渣滤去。

食疗解析

　　板蓝根具有清热、解毒、凉血的功效，适合血热型的急性肠炎患者，也可用于防治流感、流脑、乙脑、肺炎、丹毒、热毒发斑、神昏吐衄、咽肿、痄腮、火眼、疮疡、舌绛紫暗、喉痹、烂喉丹痧、大头瘟疫、痈肿。金银花自古被誉为清热解毒的良药，常与黄连、赤芍、木香、马齿苋等同用，具有清热理肠、活血化淤作用。

板蓝根排毒茶

本品具有清热凉血的功效，适合血热型的急性肠炎患者。

材料

小麦牧草粉 2 克，板蓝根、甘草各 5 克，柠檬汁 5 毫升，蜂蜜适量

做法

❶ 板蓝根、甘草洗净，沥干水，备用。

❷ 砂锅洗净，入水，放板蓝根和甘草，以大火煮沸转入小火，续煮至入味。

❸ 加入小麦牧草粉和适量水，煮成 200 毫升，去渣取汁待凉，加入柠檬汁、蜂蜜即可。

食疗解析

板蓝根味苦性寒，可用于治疗温毒所引起的病症，对急性肠炎、细菌性痢疾有很好的治疗效果。

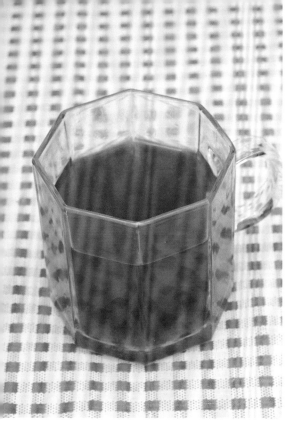

丹皮金银花决明子

本品具有清热润肠、活血化淤的功效，适合湿热下注、淤毒内阻型的痔疮患者。

材料

丹皮、金银花、决明子各 10 克

做法

❶ 将丹皮、金银花、决明子分别用清水洗净备用。

❷ 将丹皮、金银花、决明子一起放入壶中，加入适量沸水冲泡。

❸ 滤渣取汁饮用即可。

食疗解析

丹皮具有清热凉血、活血消淤的功效，适合湿热下注、淤毒内阻型的痔疮患者，可缓解便血等症状。丹皮还可治热入血分、发斑、惊痫、吐衄、骨蒸劳热、闭经、症瘕等症。

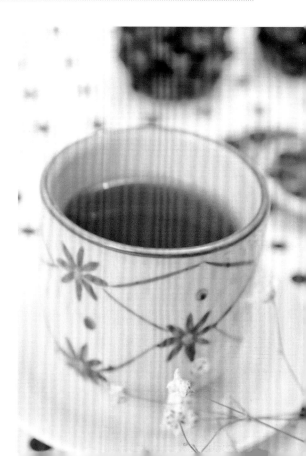

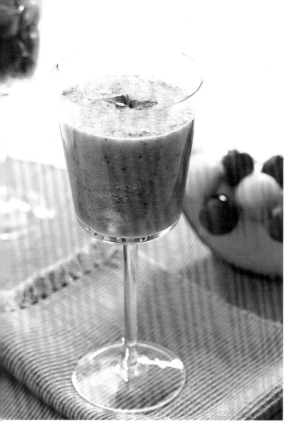

葡萄哈密瓜汁

本品具养阴生津、益气润肠的功效，适合肝肾阴虚型的痔疮患者。

材料

哈密瓜 150 克，葡萄 70 克

做法

❶ 哈密瓜洗净后去皮，去籽，切块，榨汁；葡萄洗净，榨汁。

❷ 把哈密瓜汁、葡萄汁和 100 毫升水一起搅匀即可。

食疗解析

　　葡萄具有滋补肝肾、养血益气、强壮筋骨、生津除烦、健脑养神的功效，适合肝肾阴虚型的痔疮患者食用。葡萄中含有较多酒石酸，有助消化，可减轻胃肠负担。葡萄中所含白藜芦醇还可保护心血管系统。

番石榴西瓜橙子汁

本品具有止泻、消炎的功效，适合急性肠炎患者食用，可有效缓解炎症和腹泻症状。

材料

番石榴 2 个，西瓜 50 克，橙子、柠檬各 1 个，蓝莓汁少许

做法

❶ 番石榴洗净，切开，去籽；西瓜去皮，切块；橙子去皮，切块；柠檬洗净，切片。

❷ 切好的番石榴、西瓜、柠檬、橙子入榨汁机中榨汁。

❸ 加入蓝莓汁、冷开水，搅匀。

食疗解析

　　番石榴具有收敛止泻、消炎止血的作用，适合急慢性肠炎、消化不良等病症，可缓解腹泻症状及炎症。

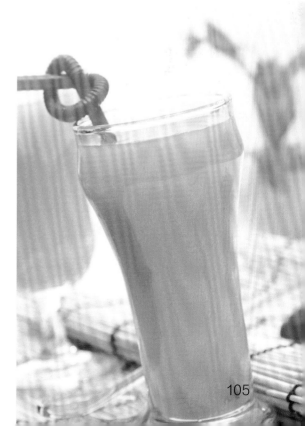

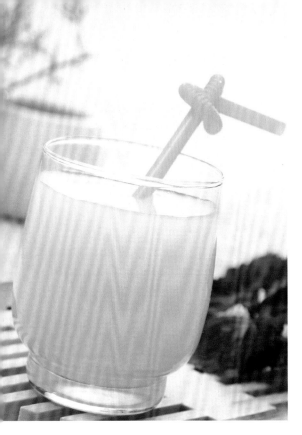

香蕉牛奶汁

本品具有滋阴润肠的功效，适合阴虚津亏型的肛裂患者。

材料

香蕉1根，牛奶150毫升，火龙果少许

做法

❶ 将香蕉去皮，切成段，备用；火龙果去皮，切成小块备用。

❷ 将火龙果与牛奶、香蕉一起放入榨汁机中，搅打成汁。

❸ 将所制得的香蕉牛奶汁倒入杯中即可。

食疗解析

　　牛奶具有补肺养胃、生津润肠之功效，适合阴虚津亏型的肛裂患者食用。睡前喝牛奶还能促进睡眠安稳，其中所含的碘、镁、锌和卵磷脂能大大提高大脑的工作效率。

樱桃牛奶

本品具有温补脾胃、益气润肠的功效，适合脾胃阳虚、中气下陷型的胃下垂患者。

材料

樱桃10颗，低脂牛奶200毫升，蜂蜜少许

做法

❶ 将樱桃洗净、去核，放入榨汁机中，倒入牛奶与蜂蜜。

❷ 搅匀后即可饮用。

食疗解析

　　樱桃具有益气、健脾、和胃、温补的功效，对脾胃阳虚以及中气下陷的胃下垂患者大有益处。常食樱桃可防治缺铁性贫血，又可增强体质、健脑益智，还能养颜驻容，适合消化不良、饮食不香、体质虚弱的患者饮用。

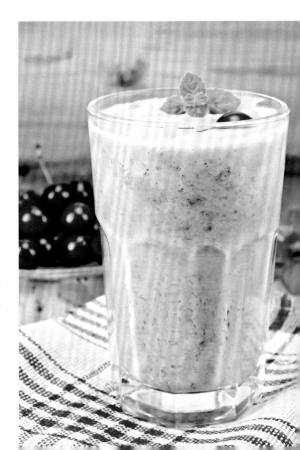

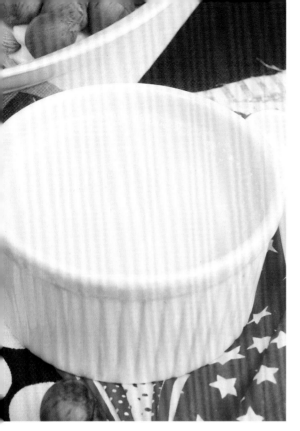

杏仁榛子豆浆

本品具有补气养血、健脾益肾、润肠通便的功效，适合气血两虚型的结肠癌、直肠癌患者。

材料

黄豆 60 克，杏仁、榛子仁各 15 克

做法

❶ 黄豆洗净、泡发；杏仁、榛子仁碾碎。

❷ 将黄豆、杏仁、榛子仁放入豆浆机中，添水搅打成豆浆，待烧沸后滤出豆浆即可。

食疗解析

　　榛子有补脾胃、益气、明目的功效，对消渴、盗汗、夜尿频多等肾虚之症颇有益处；适合气血两虚型的结肠癌、直肠癌患者，还能有效地延缓衰老、防治血管硬化、润泽肌肤。

西瓜柳橙汁

本品具有清热润肠、凉血消肿的功效，适合血热型的痔疮患者。

材料

西瓜 200 克，柳橙 1 个

做法

❶ 把西瓜去皮切块状。

❷ 柳橙用水洗净，去皮榨成汁。

❸ 把西瓜与柳橙汁放入果汁机中，搅打均匀即可。

食疗解析

　　西瓜具有清热解暑、利水消肿的功效，适合血热型的痔疮患者。同时，西瓜富含多种维生素，具有平衡血压、调节心脏功能、预防癌症的作用，可以促进新陈代谢，有软化及扩张血管的功能。

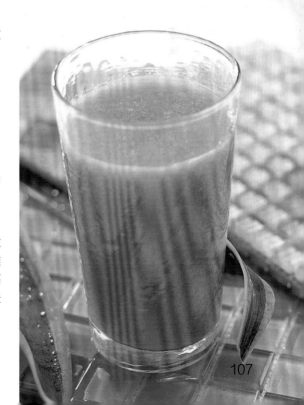

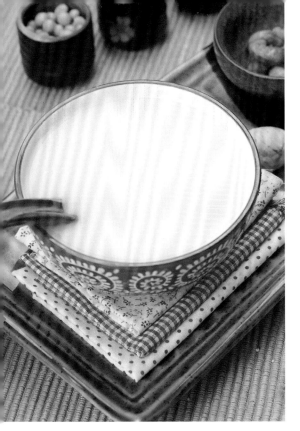

葵花腰果豆浆

本品具有润肠道、补虚损的功效，适合气虚、阴虚、阳虚等症型的便秘患者。

材料
黄豆 40 克，葵花子 25 克，腰果 25 克，莲子、板栗、薏米、冰糖各适量

做法
❶ 黄豆、薏米分别浸泡至软，捞出洗净；葵花子、腰果洗净；板栗去皮洗净；莲子去心，均泡软洗净。
❷ 将黄豆、葵花子、腰果、莲子、板栗、薏米放入豆浆机中，添适量水搅打成豆浆，煮沸后加入冰糖拌匀即可。

食疗解析
葵花子可补虚损、润肠道、抗癌肿，适合便秘、血痢、肠癌等患者食用。葵花籽所含丰富的钾元素对保护心脏功能颇有裨益。

南瓜豆浆

本品具有润肠通便的功效，适合肛裂患者食疗之用。

材料
黄豆、南瓜各 50 克

做法
❶ 黄豆洗净泡软；南瓜洗净去皮、瓤切丁。
❷ 将上述所有材料放入豆浆机中，添水搅打成豆浆。
❸ 烧沸后滤出豆浆，装杯即可。

食疗解析
南瓜具有润肠通便的功效，适合便秘、肛裂患者食用。此外，豆浆有降脂降血糖、防病抗癌、增强免疫力等功效。常饮鲜豆浆对高血压、糖尿病、冠心病、慢性支气管炎、便秘、动脉硬化及骨质疏松症等患者大有益处。

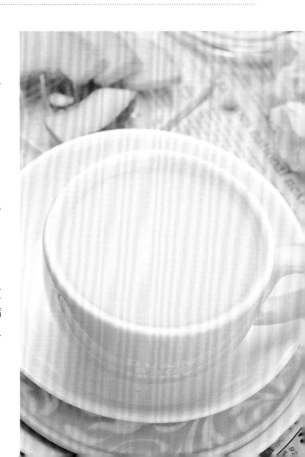

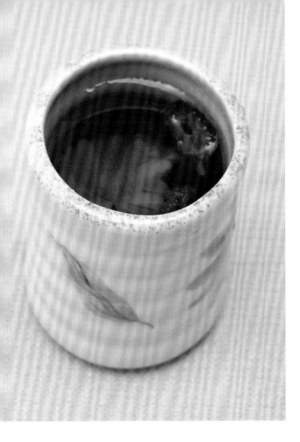

菊花山楂饮

本品具有消食导滞的功效，适合伤食型的急性肠炎患者。

材料
红茶包 1 袋，菊花、山楂各 10 克，砂糖 5 克

做法
❶ 菊花、山楂用水洗净，沥干，备用。
❷ 清水烧开后，加入菊花、山楂，将大火转为小火，续煮 10 分钟。
❸ 加入红茶包，待红茶入味时，加入适量砂糖即可。

食疗解析
　　山楂具有消食化积、理气散淤、杀菌等功效，适合细菌性感染引起的急性肠炎。山楂所含的大量维生素 C 和酸类物质，可促进胃液分泌，从而帮助消化。

枸杞子菊花饮

本品具有养阴润燥、滋补肠胃的功效，适合肝肾阴虚型的痔疮患者。

材料
绿茶包 1 袋，枸杞子 10 克，菊花 5 克，冰糖少许

做法
❶ 枸杞子洗净，盛入小碗内，用清水浸泡 30 分钟，沥干、备用；将菊花洗净、备用。
❷ 砂锅洗净，倒入 600 毫升水，煮沸后加入菊花，以小火续煮 10 分钟，加入枸杞子。
❸ 待菊花出味，加入冰糖，续煮 5 分钟。
❹ 起锅后放入绿茶包，加盖闷几分钟即可。

食疗解析
　　枸杞子具有滋肾、润肺、补肝、明目的功效，适合肝肾阴虚型的痔疮患者。此外，还可以用于治疗腰膝酸软、头晕目眩、遗精等症。

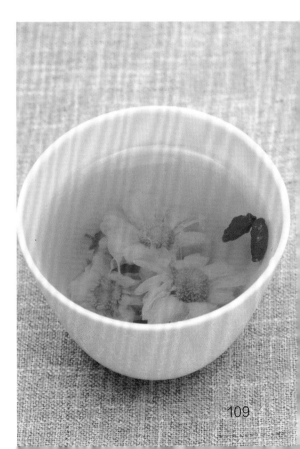

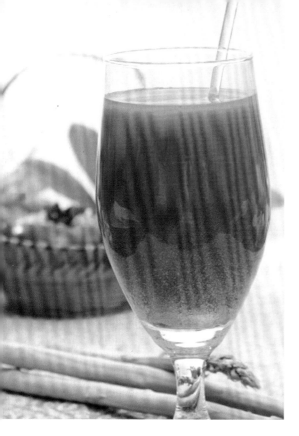

葡萄鲜奶蜜汁

本品具有益气养血、补虚生津的功效，适合胃阴不足、肠胃功能虚弱的患者。

材料
葡萄 150 克，鲜奶 20 毫升，蜂蜜 5 毫升

做法
❶ 葡萄洗净，去皮与籽；将鲜奶倒入碗中，搅打至起泡。
❷ 将葡萄、鲜奶一起放入榨汁机中搅拌出汁，加入蜂蜜即可。

食疗解析
　　葡萄具有益气血、生津液、利小便的作用，它含有的糖分是易被人体吸收的葡萄糖，适合肠胃虚弱的患者食用。

柿子鲜奶

本品具有涩肠止泻、滋阴润肠的功效，适肝肾阴虚型的痔疮患者。

材料
柿子 150 克，鲜牛奶 250 毫升

做法
❶ 将柿子洗净，切成小块备用。
❷ 将柿子放入榨汁机中榨成汁后倒出。
❸ 柿子汁内加入鲜牛奶，搅匀即可饮用。

食疗解析
　　柿子有涩肠、滋阴、止血、和胃的功效，适合痔疮患者食用，可以缓解便血等症。此外，柿子还可以辅助治疗小儿痢疾，有预防心血管硬化的功效，有益心脏健康。柿子中含碘丰富，对预防缺碘引起的地方性甲状腺肿大很有帮助。

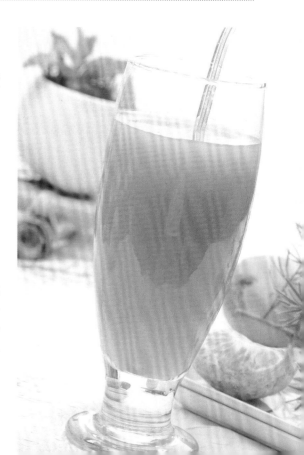

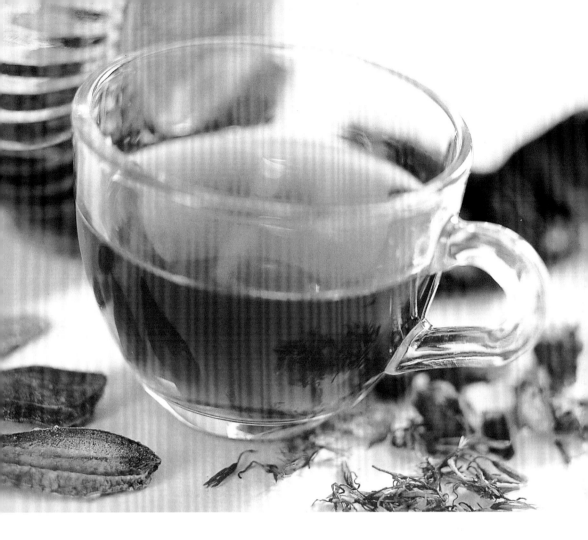

水蛭酒

本品具有行气活血、散结化淤的功效，可用于淤毒内阻型的结肠癌、直肠癌患者。

材料
丹参 30 克，郁金、延胡索、水蛭各 10 克，红花 5 克，白酒 500 毫升

做法
❶ 将丹参、延胡索、水蛭、红花、郁金分别用清水洗干净后晾干。
❷ 将以上药材倒入可密封的瓶中。
❸ 用白酒浸泡，加盖，密封约半个月。
❹ 每隔 3 天用力摇动药酒瓶 1 次，摇 3 分钟。

食疗解析
　　水蛭具有破血通经、逐淤消肿的功效，适合淤毒内阻型的结肠癌、直肠癌患者。现代药学研究证明，水蛭素对于肿瘤细胞有一定的抑制作用。此外，水蛭还可用来治疗血淤经闭、症瘕积聚、跌打损伤、心腹疼痛等症。另外，水蛭和水蛭素对各种血栓的形成均有显著的抑制作用，且水蛭素可显著减少微血栓形成，减少凝血因子和血小板消耗。

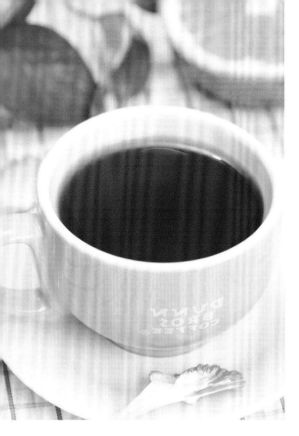

黄柏黄连生地黄饮

本品具有清热泻火、解毒燥湿的功效，适合湿热中阻型的急性肠炎患者。

材料

黄柏、黄连、生地黄各 10 克

做法

❶ 将黄柏、黄连、生地黄全部研为粗末。

❷ 将上面所制得的药末放入锅中，注入适量的清水，以中火煎汁。

❸ 取汁饮用即可。

食疗解析

　　黄柏具有清热燥湿、泻火解毒的功效，可治热痢、泄泻，适合湿热型的急性肠炎、腹泻患者。此外，还可以用于治疗消渴、黄疸、淋浊、痔疮、便血、赤白带下、目赤肿痛、口舌生疮、疮疡肿毒等症。

西红柿甘蔗包菜汁

本品有清热生津、润肠通便的功效，适合肠胃功能紊乱的患者。

材料

西红柿、包菜各 100 克，甘蔗汁 50 毫升，冰块少许

做法

❶ 将西红柿洗净，切块。

❷ 包菜洗净，撕成片。

❸ 将所有材料倒入榨汁机内，搅打 2 分钟。

食疗解析

　　甘蔗具有清热润燥、益胃生津、下气及解酒等功效，适合胃热伤阴型的胃癌患者食用，可减轻胃内灼热疼痛、反胃呕吐、口干口渴等症状。此外，甘蔗还常用来治疗热病伤津、心烦口渴、肺燥咳嗽、大便燥结、小便短赤涩痛等病症。

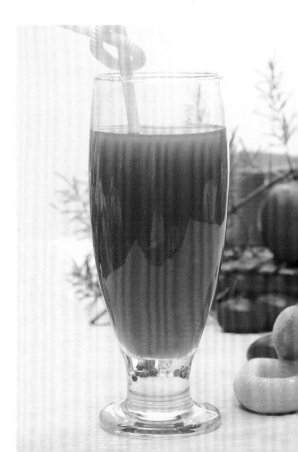

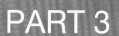

PART 3

清热利水篇

　　肠火毒炽盛、热毒蕴结、阴液亏虚等原因会造成便秘、排尿不畅等症状，还可出现不同程度的发热、倦怠等并发症。饮食要避免虾、蟹等发物，食疗主要以清热解毒、排脓消肿为主。患者可结合自身的症状，选择相应的药膳进行调理，对疾病的治疗能起到积极的作用。

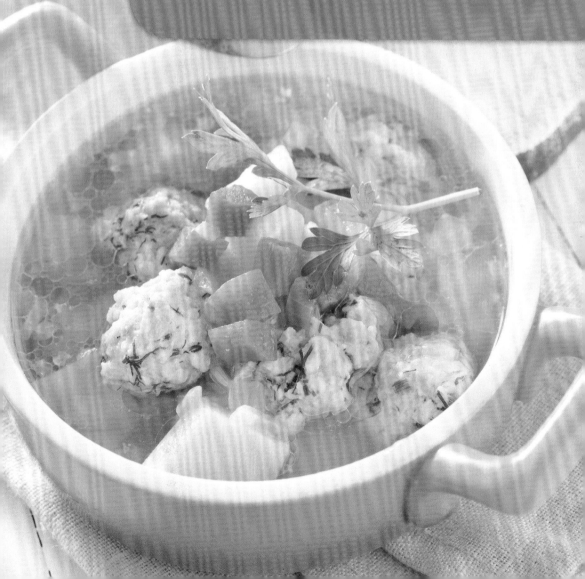

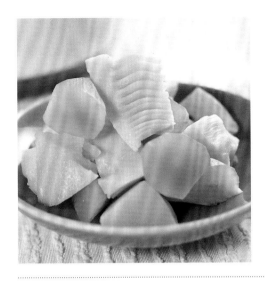

凉拌双笋

材料

竹笋500克，莴笋250克，海金沙10克，盐、味精、砂糖、香油各适量

做法

❶ 竹笋、莴笋去皮洗净，切滚刀块，竹笋入开水锅煮熟捞出，莴笋焯水捞出。

❷ 海金沙洗净，放入锅里，加适量清水，用大火烧开，煎汁待用。

❸ 双笋都盛入碗内，加入海金沙汁、盐、味精和砂糖拌匀，再淋入香油调味即成。

蒜香扁豆

材料

扁豆350克，蒜泥50克，盐2克，味精1克，香油、红甜椒丝、食用油各适量

做法

❶ 扁豆洗净，去掉筋及头尾，入沸水中稍焯，捞出备用。

❷ 锅内加入少许油烧热，下入蒜泥煸香，然后加入扁豆同炒。

❸ 炒至断生，放入盐、味精调味，最后淋上香油，撒上红甜椒丝即可。

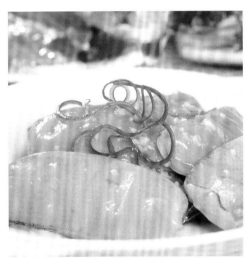

金针菇拌茭白

材料

茭白丝350克，金针菇150克，水发黑木耳50克，姜丝、红甜椒丝、香菜段、醋、香油、食用油、盐各适量

做法

❶ 金针菇洗净；黑木耳洗净切丝。

❷ 锅内加油烧热，爆香姜丝、红甜椒丝，再放入茭白、金针菇、黑木耳炒匀。

❸ 加盐、醋、香油调味，放入香菜段后装盘即可。

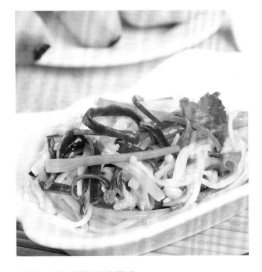

双花黑木耳

材料

菊花、玫瑰花各 10 克，水发黑木耳 150 克，
盐 3 克，香油 8 毫升

做法

❶ 水发黑木耳洗净，挤干撕成小片，入开水
中烫熟，捞起、沥干水分；菊花、玫瑰花
洗净，撕成小片，焯一下，捞起。

❷ 盐、香油一起调成调味汁，淋在黑木耳上，
拌匀。

❸ 撒入菊花、玫瑰花即可。

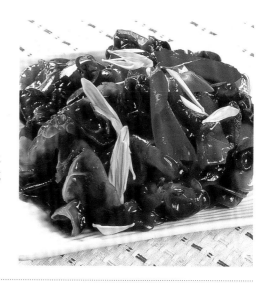

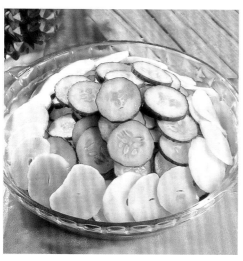

蒜片黄瓜

材料

蒜 80 克，黄瓜 150 克，盐、香油各适量

做法

❶ 蒜、黄瓜洗净切片。

❷ 将蒜片和黄瓜片放入沸水中焯一下，捞出
待用。

❸ 将蒜片、黄瓜片装入盘中摆好造型。

❹ 将盐和香油搅拌均匀，淋在蒜片、黄瓜片
上即可。

三鲜菇

材料

秀珍菇 200 克，莴笋 350 克，红甜椒 1 个，盐、
砂糖、味精、淀粉、素鲜汤各适量

做法

❶ 莴笋去皮，洗净切菱形片；秀珍菇洗净切片;
红甜椒洗净切片。

❷ 锅上火，倒入素鲜汤、秀珍菇片、莴笋片、
红甜椒片炒匀，加盐、砂糖、味精烧沸，
用淀粉勾芡即成。

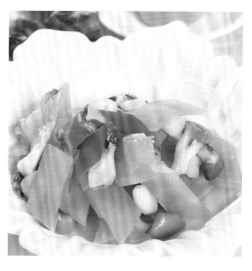

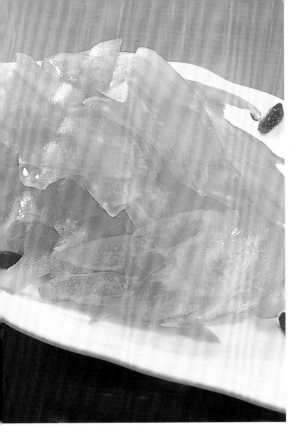

水晶苦瓜

本品具有清热泻火的功效，适合血热肠燥型的肛裂患者。

材料

苦瓜 100 克，枸杞子、盐各 3 克，醋 8 毫升，生抽 10 毫升，食用油适量

做法

❶ 苦瓜洗净去皮，切成片，放入有盐、油的水中焯熟；枸杞子洗净，入沸水中焯烫。

❷ 将盐、醋、生抽调成调味汁。

❸ 将调味汁淋在苦瓜上，撒上枸杞子即可。

食疗解析

　　苦瓜具有清热、消暑、祛火的功效，适合血热肠燥型的肛裂患者食用。此外，苦瓜还可解毒、明目、降低血糖、提高机体免疫能力，对治疗痢疾、疮肿、痱子、眼结膜炎、小便短赤等病有一定的疗效。

芦笋黑木耳炒螺片

本品清热凉血、消肿排脓，适合热毒蕴结型的肛周脓肿、肛瘘患者。

材料

芦笋、黑木耳各 200 克，田螺肉 250 克，胡萝卜 100 克，料酒、盐、食用油各适量

做法

❶ 田螺肉、胡萝卜洗净，切成薄片；芦笋洗净切段，汆烫；黑木耳洗净，撕成小块。

❷ 锅倒油烧热，放入田螺肉滑炒，然后加入芦笋、黑木耳、胡萝卜煸炒，再烹入料酒继续翻炒至熟。

❸ 加入盐调味即成。

食疗解析

　　田螺有清热止痢、解暑止渴、利尿通淋的功效，适合热毒蕴结型的肛周脓肿、肛瘘患者。

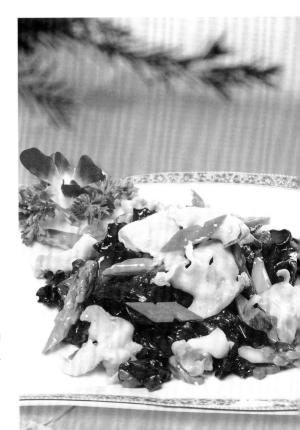

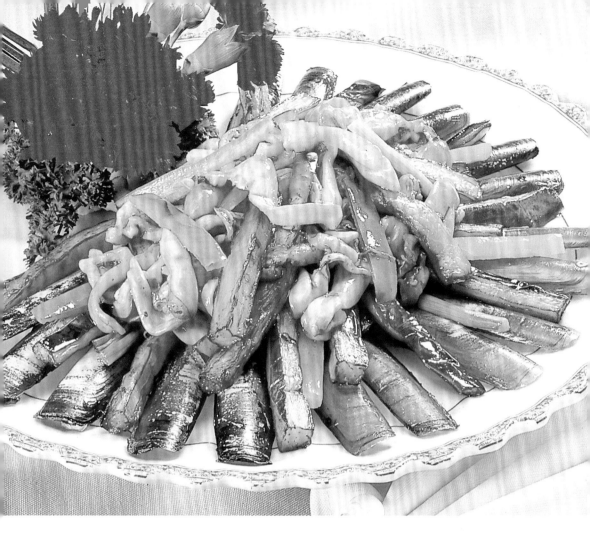

蛏子炒茄子

本品具有清热通便、活血化淤的功效，适合血热肠燥、气滞血淤型的肛裂患者。

材料

茄子300克，蛏子200克，胡萝卜30克，盐、葱、鸡精、酱油、醋、食用油各适量

做法

❶ 茄子、胡萝卜均洗净，切条状；蛏子去壳洗净；葱洗净，切段。

❷ 锅入水烧开，将蛏子余烫后，捞出沥干。

❸ 锅下油烧热，放入茄子、蛏子略炒，放入胡萝卜，加盐、鸡精、酱油、醋调味，待熟放入葱段略炒，装盘即可。

食疗解析

茄子具有活血化淤、清热消肿之效，适合血热肠燥型、气滞血淤型的肛裂患者，也适用于肠风下血、热毒疮痈、皮肤溃疡等。茄子含有黄酮类化合物，具有抗氧化功能，能防止细胞癌变，同时也能降低血液中胆固醇含量，预防动脉硬化、调节血压、保护心脏。蛏子具有一定的食疗作用，可用于辅助治疗热痢，其富含锌和锰，常食有益于补充大脑的营养，有健脑益智的作用。

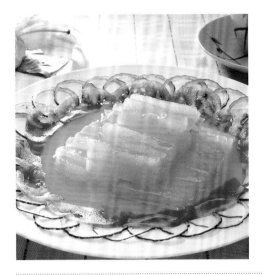

橙汁瓜条

材料

冬瓜 300 克，西红柿 50 克，盐 3 克，黄瓜片适量，橙汁适量

做法

❶ 冬瓜去皮、去籽后用清水洗净，切条状；西红柿洗净切片。

❷ 将西红柿片、黄瓜片摆盘，做好造型。

❸ 锅入水烧开，加盐，将冬瓜焯熟后，捞出沥干摆盘，然后将橙汁淋在冬瓜上即可。

香椿炒蛋

材料

香椿 200 克，鸡蛋 3 个，盐、食用油各适量

做法

❶ 香椿用清水洗净，切成小段。

❷ 鸡蛋放在碗里打散，搅匀。

❸ 锅中加油烧热，下入鸡蛋炒熟后，再下入香椿稍炒。

❹ 下入盐调匀，炒匀即可。

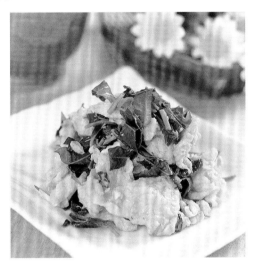

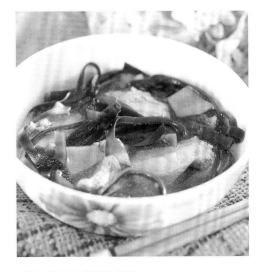

海带烧排骨

材料

海带 50 克，排骨 200 克，料酒、盐、味精、砂糖、葱段、姜片、食用油各适量

做法

❶ 先将海带用水泡发好，洗净切丝；排骨洗净，斩块。

❷ 锅加油烧热，下排骨煸炒一段时间，加入料酒、盐、砂糖、葱段、姜片和适量清水，烧至排骨熟透，加入海带烧至入味。

❸ 加味精调味即可。

芦荟炒苦瓜

材料

芦荟、苦瓜各 200 克，盐 2 克，味精 1 克，食用油、香油、香菜各适量

做法

❶ 芦荟去皮，洗净切成条；苦瓜去瓤，洗净，切成条，做焯水处理。

❷ 炒锅加油烧热，放苦瓜条煸炒，再加入芦荟条炒至断生。

❸ 最后加盐、味精，淋上香油出锅，最后装饰香菜即可。

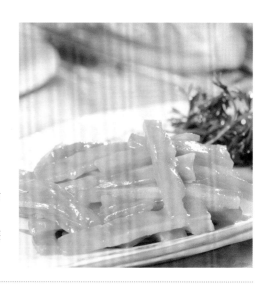

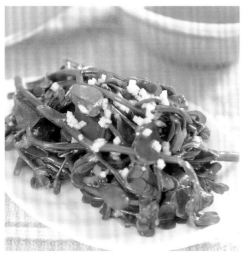

蒜蓉马齿苋

材料

马齿苋 200 克，盐 4 克，蒜、食用油各适量

做法

❶ 马齿苋洗净；蒜洗净去皮，剁成蓉。

❷ 将洗净的马齿苋下入沸后水中稍汆后，捞出沥干。

❸ 锅中加油烧热，下入蒜蓉爆香后，再下入马齿苋翻炒。

❹ 最后加盐调味即可。

爽脆西芹

材料

西芹 200 克，盐 2 克，香油 5 毫升，圣女果、香菜各适量

做法

❶ 将西芹洗净，切成长度相等的段。

❷ 锅中加水烧开，放入盐，再倒入西芹焯水至熟，捞出，沥干水分，摆盘。

❸ 最后淋上适量香油，盘边装饰圣女果和香菜即可。

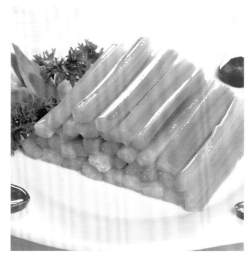

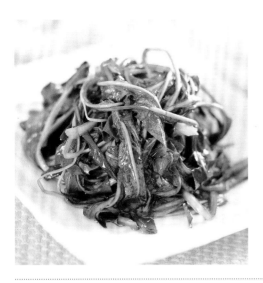

清炒蒲公英

材料

鲜蒲公英 300 克，盐、食用油、味精各适量

做法

❶ 鲜蒲公英洗去泥沙，去黄叶。

❷ 将锅洗净，注入适量的清水，大火烧沸，下入鲜蒲公英焯透，捞出。

❸ 锅中放少许油烧热，下入鲜蒲公英翻炒。

❹ 最后加入盐和味精调味即可。

韭菜炒鸡蛋

材料

鸡蛋 4 个，韭菜 150 克，食用油、盐各适量

做法

❶ 韭菜用清水洗净，切成碎末备用。

❷ 鸡蛋打入碗中，搅散，加入韭菜末、盐搅匀备用。

❸ 锅置火上，注入油，将备好的鸡蛋液入锅中煎至两面金黄色，最后撒上少许的韭菜末（分量外）即可。

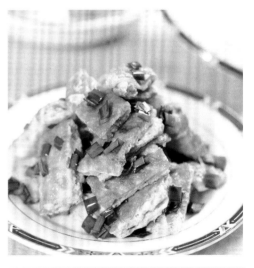

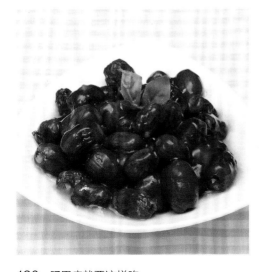

糯米甜红枣

材料

红枣 200 克，糯米粉 100 克，砂糖 30 克

做法

❶ 将红枣洗净、泡好，去核。

❷ 糯米粉用水搓成细团，放入去核的枣腹中，装盘；盘中可放一片荷叶，既能提味，又能避免粘盘。

❸ 用砂糖掺水，待溶化后倒入糯米红枣中，再将整盘放入蒸笼中，蒸 5 分钟即可出锅。

干贝炖猪肚

材料

白菜 50 克，干贝 50 克，香菇 3 朵，猪肚 50 克，姜 1 块，盐 2 克，葱花适量

做法

❶ 猪肚、干贝洗净，猪肚切条；白菜洗净留叶；香菇洗净去蒂；姜切片。

❷ 将姜、干贝、香菇、猪肚放入炖盅中，再放上白菜叶，加入水及盐。

❸ 将炖盅放置炖锅中炖 2 小时，最后撒上适量的葱花即可。

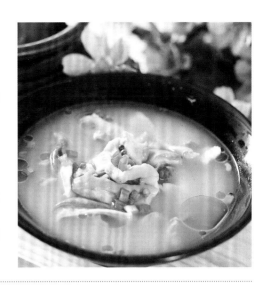

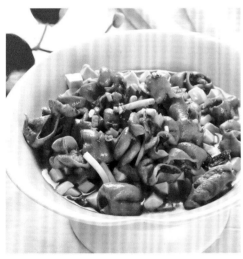

豆腐烧猪肠

材料

豆腐 400 克，猪肠 100 克，葱花、葱段各 3 克，姜末、蒜末各 5 克，盐 3 克，食用油适量，料酒 2 毫升，豆瓣酱 10 克

做法

❶ 豆腐洗净，切丁；猪肠洗净，切细块。

❷ 豆腐汆烫后捞出；热锅烧油，下姜、蒜、豆瓣酱炒香，放入猪肠，加清水煮沸。

❸ 加入豆腐丁，烧开后放入盐、鸡精、料酒、葱花、葱段炒匀即可。

板栗煨白菜

材料

白菜 200 克，板栗 50 克，盐 3 克，葱、姜片、鸡汤、淀粉、食用油各适量

做法

❶ 白菜洗净，切段，用沸水煮透，捞出；葱洗净切段；板栗煮熟，去壳。

❷ 锅上火，加适量油烧热，将葱段、姜片爆香，下白菜、板栗炒匀，加入鸡汤，煮至入味后用淀粉勾芡，加入盐即可。

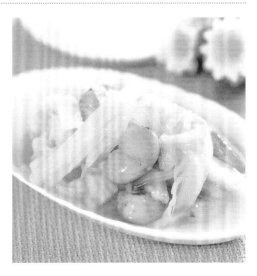

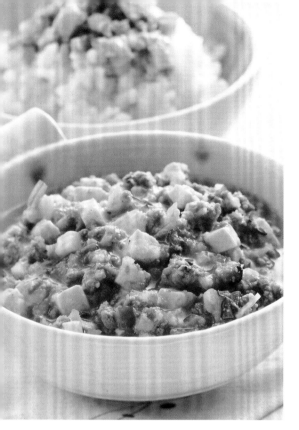

京酱豆腐

本品可清热利湿、滋阴润燥、凉血止痢、适合湿热型的痢疾患者。

材料

猪绞肉、豆腐各100克，黑木耳、荸荠各60克，赤芍、丹皮各10克，栀子5克，豆瓣酱、砂糖、姜末、甜面酱、料酒、盐、食用油各适量

做法

❶ 赤芍、丹皮、栀子洗净，加水以小火煮沸，取药汁与豆瓣酱、砂糖、姜末拌匀。

❷ 猪绞肉用甜面酱、料酒腌10分钟；黑木耳、荸荠和豆腐洗净切丁。

❸ 猪绞肉放入油锅中炒，加黑木耳、荸荠和豆腐，再倒入盐炒匀，收汁关火即可。

食疗解析

　　丹皮具有清热凉血、活血消淤的功效，适合湿热型的痢疾患者。

腰果炒西芹

本品具有清热利湿、凉血消肿、宁心安神的功效，适合湿热下注型的痔疮患者。

材料

西芹200克，百合、腰果各100克，盐、胡萝卜、砂糖、食用油、淀粉、红甜椒片各适量

做法

❶ 西芹洗净，切段；百合洗净，切片；腰果洗净；胡萝卜洗净，切片。

❷ 腰果放热油锅中略炒一下，再放入西芹、百合、胡萝卜、红甜椒片一起炒，加盐、砂糖，待熟用淀粉勾芡，装盘即可。

食疗解析

　　西芹有清热凉血的作用，适合湿热下注型的痔疮患者，兼有平肝、利水消肿的功效。

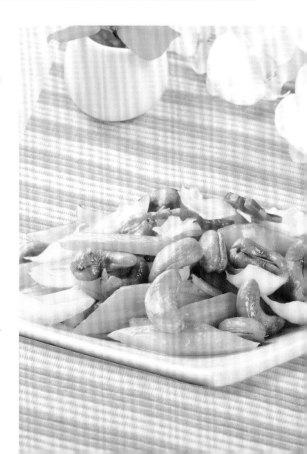

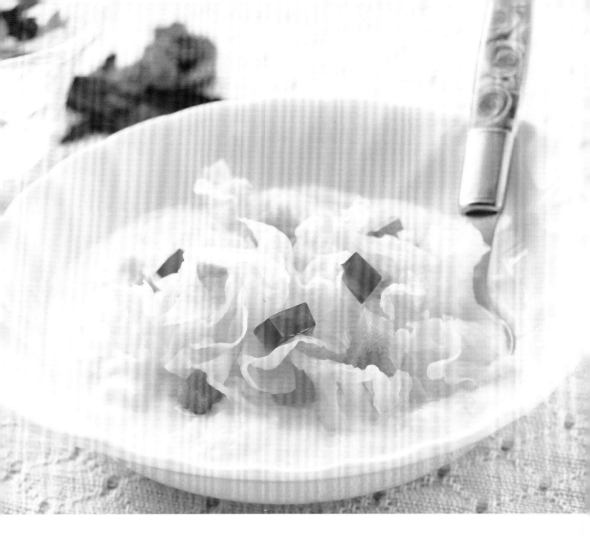

番泻叶银耳酸奶

本品具有清热、泻火、通便的功效，适合血热肠燥型的肛裂患者。

材料

银耳、玄参各 10 克，魔芋 50 克，原味酸奶
120 毫升，番泻叶 8 克，砂糖 20 克

做法

❶ 银耳泡软去蒂，剥成小片；魔芋切块。

❷ 玄参、番泻叶置入锅中，煎煮，取药汁。

❸ 药汁倒锅中，加入银耳煮沸，放入砂糖搅
拌溶化后关火，用过滤网沥出银耳。

❹ 魔芋、银耳放入碗中拌匀，搭配原味酸奶
即可食用。

食疗解析

　　番泻叶可泻热行滞、通便、利水，可用于
热结积滞、便秘腹痛、水肿胀满等症，防止因
便秘而引起的肛裂病情加重。银耳具有润肠、
益胃、补气的功效，其中的膳食纤维可助胃肠
蠕动，减少脂肪吸收，从而达到减肥的效果。
本品主要有泻下作用，有较强的刺激性，临床
应用于热积便秘如胃肠积热而致的便秘、食物
积滞、胸腹胀满及腹水等症。肛裂患者常食用
具有很好的辅助治疗作用。

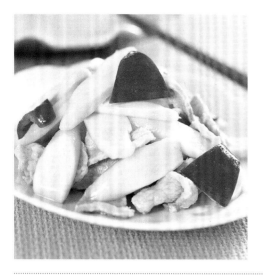

茭白肉片

材料

茭白 300 克，猪瘦肉 150 克，红甜椒 1 个，食用油、盐、味精、姜片、淀粉各适量

做法

① 茭白洗净，切成薄片；猪瘦肉洗净切片；红甜椒洗净切片。

② 猪肉片用淀粉、少许盐腌渍。

③ 锅中注入适量油烧热，将猪肉片炒至变色后，加入茭白、红甜椒片、姜片炒 5 分钟，调入剩余盐、味精即可。

女贞子蒸带鱼

材料

带鱼 1 条，女贞子 20 克，盐 3 克，姜、花椒粒各适量

做法

① 将带鱼洗净，去内脏及头鳃，抹适量盐，切成段；姜洗净切丝备用。

② 将带鱼、姜丝、花椒粒放入盘中，入蒸锅中蒸熟。

③ 下入女贞子，加水再蒸 20 分钟，下入姜丝即可。

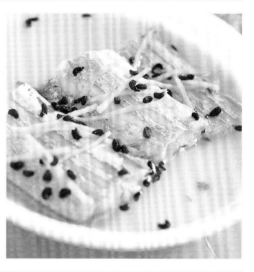

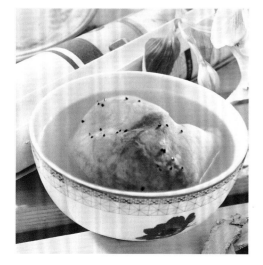

韭菜籽蒸猪肚

材料

韭菜籽、山茱萸各 10 克，猪肚 1 个，盐适量

做法

① 猪肚处理好后用清水洗净；韭菜籽、山茱萸分别用清水洗净。

② 将韭菜籽放入猪肚内。

③ 将猪肚放入碗中，加入盐，上笼蒸至熟烂即可。

黄花菜炒肉片

材料

猪肉片200克，干黄花菜100克，青江菜1棵，黑木耳1朵，盐3克

做法

❶ 黄花菜去硬梗，打结，以清水泡软。

❷ 黑木耳洗净，泡发至软，切粗丝；青江菜洗净备用。

❸ 煮锅加4碗水煮沸后，下黄花菜、黑木耳、猪肉片，待猪肉片熟后，续下青江菜，加盐调味，再煮开一次捞出即成。

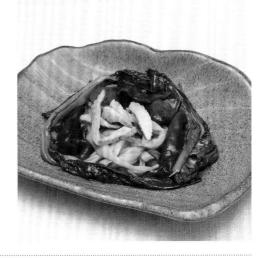

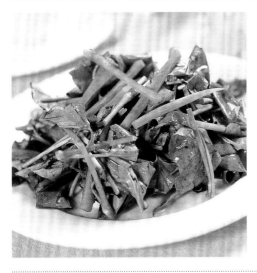

凉拌鱼腥草

材料

鱼腥草350克，红椒20克，盐4克，香油、醋各10毫升

做法

❶ 将鱼腥草洗净切成段；红椒洗净切丝。

❷ 锅中加水烧开，下入鱼腥草焯透后，捞出装入碗内。

❸ 加入红椒丝和盐、香油、醋调味，一起拌匀即可。

凉拌竹笋

材料

竹笋350克，红椒20克，葱丝少许，盐3克，醋10毫升

做法

❶ 竹笋去皮，洗净，切条，入开水锅中焯水后，捞出，沥干水分装盘。

❷ 红椒洗净，切细丝。

❸ 将红椒丝、醋、盐、葱丝加入笋条中，拌匀即可。

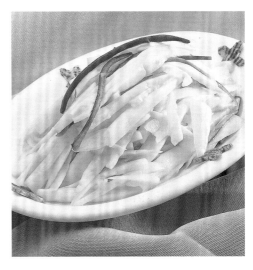

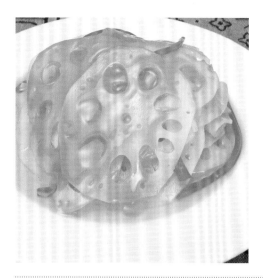

糖醋藕片

材料

莲藕 200 克，西红柿 20 克，砂糖、醋各适量，盐少许

做法

❶ 莲藕洗净切片；西红柿洗净切丝。

❷ 将藕片加入砂糖、醋、盐，调好甜酸味后，腌渍 30 分钟。

❸ 腌渍好的藕片摆放于盘中；西红柿丝放盘中装饰，再将腌渍后的余汁淋上即成。

如意蕨菜蘑菇

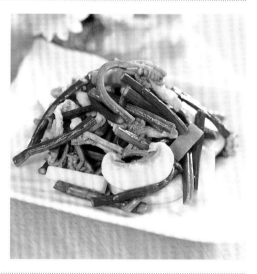

材料

蕨菜嫩秆、蘑菇、鸡肉丝菇、胡萝卜片各适量，盐、味精、淀粉、食用油、蒜片、鲜汤各适量

做法

❶ 蕨菜择洗干净，切段；蘑菇洗净切片。

❷ 油锅烧热，爆香蒜片，放蕨菜煸炒，入鸡肉丝菇、胡萝卜片、鲜汤、盐、味精，汤沸后用淀粉勾芡，出锅盛在盘边上。

❸ 原锅加油烧热，放入蘑菇，加盐、味精煨至入味，即可出锅，倒在盘上。

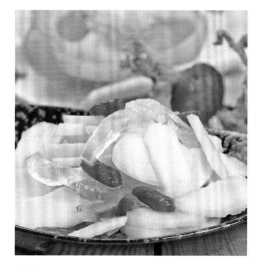

芦荟炒荸荠

材料

芦荟 150 克，荸荠 100 克，枸杞子 5 克，葱丝、盐、砂糖、料酒、姜丝、食用油各适量

做法

❶ 芦荟去皮洗净切条；荸荠去皮洗净切片。

❷ 芦荟和荸荠分别焯水，沥干待用。

❸ 锅中加食用油烧热，下姜丝、葱丝爆香，再下芦荟、荸荠，烧至断生时加枸杞子、盐、砂糖、料酒煮至入味，即可出锅。

油菜炒黑木耳

材料

油菜 300 克，黑木耳 200 克，盐 3 克，鸡精、食用油各适量

做法

❶ 将油菜洗净，切段；黑木耳泡发，洗净，撕成小朵。

❷ 锅置火上，注入适量油烧热，放入油菜略炒，再加入黑木耳一起翻炒至熟。

❸ 最后加入盐和鸡精调味，起锅装盘即可。

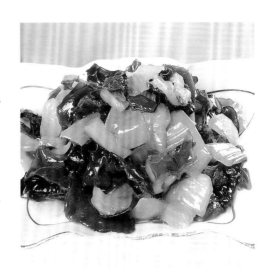

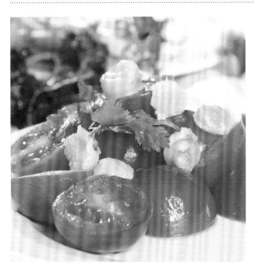

圣女果烩鲜贝

材料

鲜贝 200 克，圣女果 150 克，葱段、鸡精、盐各 2 克，高汤、香菜、食用油、淀粉各适量

做法

❶ 鲜贝、圣女果洗净；圣女果对切。

❷ 炒锅入油，以中火烧至三成热时，加入鲜贝及圣女果滑炒至熟，捞出沥干油。

❸ 锅中留少许底油，爆香葱段，放入鲜贝、圣女果炒匀，放入盐、鸡精、高汤调味，以淀粉勾芡，撒上香菜即可。

莲子炖猪肚

材料

猪肚 1 个，香油 5 毫升，盐 3 克，莲子 40 粒

做法

❶ 猪肚洗净，刮除残留在猪肚里的余油。

❷ 莲子泡发，装入猪肚内，用线缝合。

❸ 将猪肚汆烫，再清炖至猪肚完全熟烂。

❹ 捞出、洗净，将猪肚切成丝，与莲子一起装入盘中，加盐、香油拌匀即可食用。

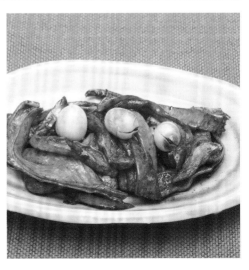

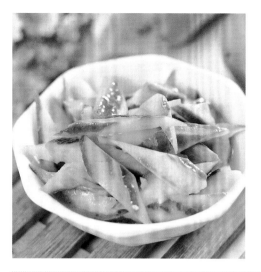

清炒丝瓜

材料

嫩丝瓜 300 克，盐、食用油、香油各适量

做法

❶ 嫩丝瓜削去表皮，用清水洗干净后，再斜切成块状。

❷ 锅置火上，加油烧至七成热，下入丝瓜块炒至熟软。

❸ 再加入适量水，加入盐煮沸后，淋上适量香油即可。

西芹炖南瓜

材料

南瓜 200 克，西芹 150 克，姜丝、葱段各 10 克，盐 3 克，淀粉 5 克

做法

❶ 西芹取茎洗净，切菱形片；南瓜去皮、去瓤，洗净，切菱形片。

❷ 将西芹片、南瓜片一起下开水锅中焯水，然后捞出，沥干水分。

❸ 装入砂锅中，加姜丝、葱段，置于火上炖 5 分钟，下入盐，用淀粉勾芡即可。

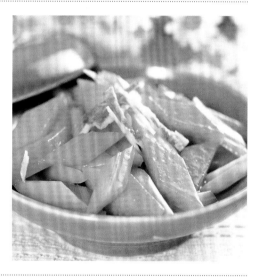

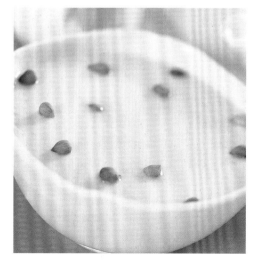

莲藕汁郁李仁蒸蛋

材料

郁李仁 8 克，鸡蛋 1 个，莲藕汁、香油、盐各适量

做法

❶ 先将郁李仁与莲藕汁调匀。

❷ 鸡蛋打入碗中，加少许水和盐，与郁李仁、莲藕汁调匀。

❸ 放入蒸锅蒸熟后，取出，淋上香油即可。

苦瓜炖蛤蜊

材料

苦瓜1条,蛤蜊250克,姜10克,蒜10克,
盐3克,味精1克

做法

❶ 苦瓜洗净去籽,切成长条;姜、蒜切片。

❷ 锅中加水烧开,下入蛤蜊煮至开壳后,捞出,
冲凉水洗净。

❸ 再将蛤蜊、苦瓜、姜片、蒜片加适量清水,
以大火炖30分钟至熟后,加入盐、味精调
味即可。

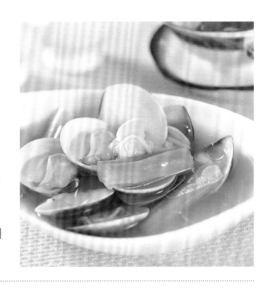

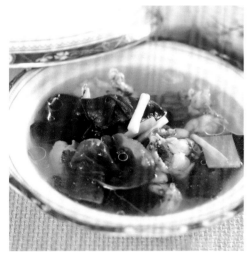

黑木耳炖牛蛙

材料

牛蛙200克,黑木耳100克,姜5克,葱3克,
盐适量

做法

❶ 牛蛙扒皮,去内脏,洗净斩块;黑木耳洗
净撕碎;姜洗净去皮切片;葱洗净切段。

❷ 锅中加水烧开,下入牛蛙焯－去血水。

❸ 再将牛蛙、黑木耳、姜片一起加水炖20分
钟至熟,调入盐,撒上葱段即可。

丝瓜豆腐汤

材料

丝瓜150克,嫩豆腐200克,姜10克,葱、
盐、味精、醋、香油、食用油各适量

做法

❶ 将丝瓜洗净切片;豆腐洗净切块;姜洗净
切丝;葱洗净切末。

❷ 炒锅加油烧热,加入姜、葱煸香,加适量水,
下豆腐块和丝瓜片,大火烧沸。

❸ 转小火煮3~5分钟,调入盐、味精、醋、
香油,撒上葱末即可。

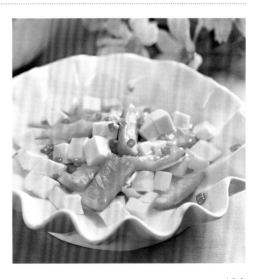

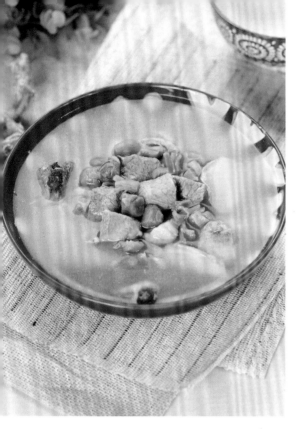

干贝瘦肉汤

本品具有润燥、利水、滋阴的功效，适合阴虚型的痢疾患者。

材料
猪瘦肉 500 克，干贝 15 克，山药、姜各适量，盐 4 克

做法
❶ 猪瘦肉洗净，切块，氽烫；干贝洗净，切丁；山药、姜洗净，去皮，切片。

❷ 将猪瘦肉放入沸水中氽去血水。

❸ 锅中注水，放入猪瘦肉、干贝、山药、姜慢炖 2 小时，加入盐调味即可。

食疗解析
干贝具有滋阴、补肾、调中、利五脏之功效，适合阴虚型的痢疾患者。也可用于治疗头晕目眩、咽干口渴、脾胃虚弱等症，常食有助于降血压、降胆固醇、补益强身。

黄芪牛肉汤

本品具有补中益气的功效，适合气虚下陷型的脱肛患者。

材料
牛肉 450 克，黄芪 6 克，盐 3 克，葱段 2 克，枸杞子适量

做法
❶ 将牛肉洗净，切块，氽烫；香菜择洗净，切段；黄芪用温水洗净备用。

❷ 净锅上火倒入水，下入牛肉、黄芪煲至熟，加盐调味，撒入葱段、枸杞子即可。

食疗解析
黄芪具有升阳补气、利尿托毒、排脓敛疮、生肌的功效，用于中气虚弱的患者，多用于中气下陷所致的脱肛、子宫脱垂、内脏下垂、崩漏带下等病症，还可用于表虚自汗及消渴（糖尿病）。

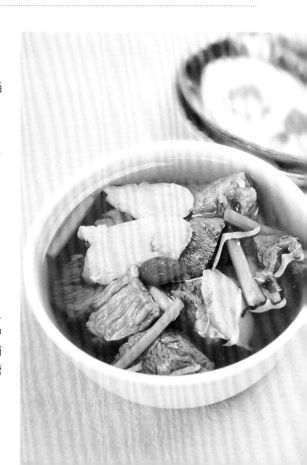

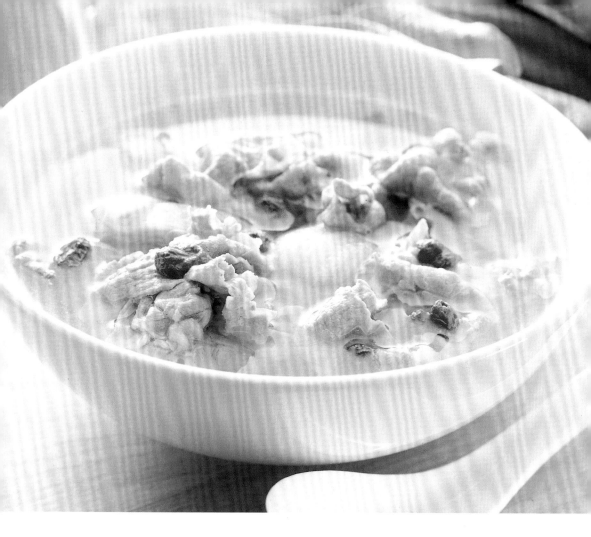

柴胡枸杞子羊肉汤

本品具有益气升提、益肾补阳的功效，适合脾肾阳虚、气虚下陷型的脱肛患者。

材料

柴胡 15 克，枸杞子 10 克，羊肉片 200 克，上海青 2 棵，盐 3 克

做法

❶ 柴胡冲净，放进煮锅中加 1500 毫升水熬成高汤，熬至约剩 1200 毫升，去渣留汁；上海青洗净切段。

❷ 枸杞子放入高汤中煮软，羊肉片入锅，并加入上海青。待肉片熟，加盐调味即可。

食疗解析

　　与其他肉质相比，羊肉肉质细嫩，很容易被消化，还可以增加消化酶，保护胃壁和肠道，从而有助于食物的消化。羊肉也有补肾壮阳的作用，适合体虚畏寒的人食用。柴胡具有和解表里、疏肝、升举阳气的作用，治寒热往来、胸满胁痛、口苦耳聋、头痛目眩、疟疾、下痢脱肛、月经不调、子宫下垂等症。现代药理学研究证明，柴胡对流感病毒有强烈的抑制作用。

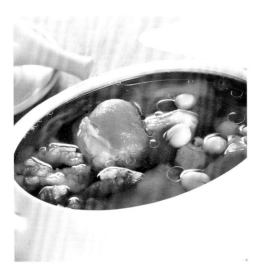

蹄筋莲子炖猪蹄

材料

猪蹄 500 克，猪瘦肉 100 克，莲子 50 克，蹄筋 20 克，姜 10 克，盐 2 克，鸡精、胡椒粉各少许

做法

❶ 猪蹄刮洗干净；莲子、蹄筋泡发；猪瘦肉洗净切块；姜洗净切片。

❷ 将猪蹄、猪肉用热水氽烫除去血水。

❸ 转入砂锅，放莲子、蹄筋、姜片，炖 2 小时后调入盐、鸡精、胡椒粉即可。

丹参三七炖鸡

材料

鸡肉 200 克，三七 5 克，丹参、黄柏、秦皮各 10 克，盐适量

做法

❶ 将丹参、黄柏、秦皮洗净，加适量的水煎汤取汁，去渣。

❷ 将三七洗净切小块，鸡肉洗净切块，一并入锅，倒入药汁。

❸ 炖 2 小时后加盐调味即可。

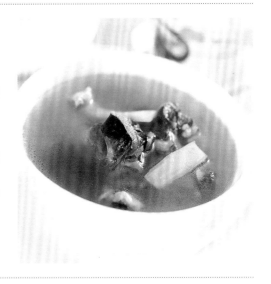

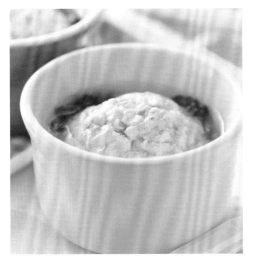

太子参鸡肉盅

材料

太子参 30 克，鸡胸肉 200 克，胡萝卜 50 克，山药 80 克，红枣、枸杞子、盐各适量

做法

❶ 太子参、红枣洗净；枸杞子洗净备用。

❷ 鸡胸肉、胡萝卜、山药分别洗净后剁成泥，加入盐拌打均匀，用手捏成圆球状，放入小盅内，加入太子参、红枣、枸杞子，加开水至七分满。

❸ 将鸡肉盅用大火蒸约 20 分钟即可。

花生地黄兔肉汤

材料

花生仁 50 克，枸杞子 15 克，生地黄 25 克，兔肉 200 克，三七 6 克，盐适量

做法

1. 三七洗净打碎；将生地黄、枸杞子洗净。
2. 将花生仁洗净，用清水浸泡 2 小时；将兔肉洗净，切小块。
3. 将以上全部材料放入瓦锅内，加适量清水，大火煮沸后，改小火煲 2 小时，加盐调味即可。

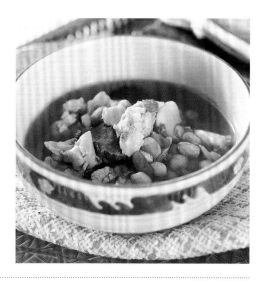

海带蛤蜊排骨汤

材料

海带结 100 克，蛤蜊 150 克，排骨 200 克，胡萝卜半根，姜片、盐各 3 克

做法

1. 蛤蜊洗净沥干；排骨汆去血水，切块。
2. 海带结洗净；胡萝卜洗净切块。
3. 将排骨、姜、胡萝卜先入锅中，加 2000 毫升水煮沸，小火炖 30 分钟，下海带结。
4. 待排骨熟烂，转大火，倒入蛤蜊，待蛤蜊开口，加盐调味即可。

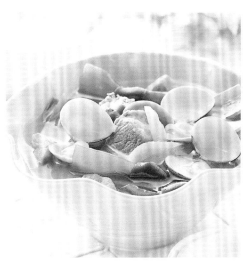

猴头菇螺片汤

材料

螺肉、猴头菇各 30 克，干山药、五味子、白豆蔻、鱼腥草、黄芪、桂圆肉、玉竹各 3 克，猪瘦肉、龙骨各 100 克，盐适量

做法

1. 先将猴头菇洗净沥干；猪瘦肉洗净，切片；龙骨洗净，斩段；螺肉搓洗干净。
2. 猪瘦肉、龙骨、螺肉放入锅内，药材装入纱布后入锅，大火煲沸后转小火煲 2 小时。
3. 汤成后取出纱布袋，加盐调味即可。

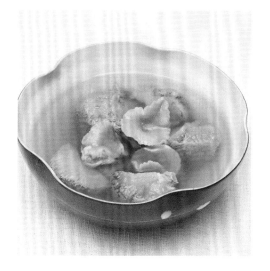

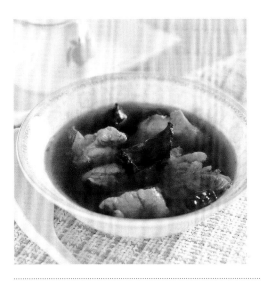

生地土茯苓脊骨汤

材料

生地黄30克，土茯苓40克，猪脊骨300克，莲子5颗，盐4克

做法

❶ 生地黄、土茯苓洗净，浸泡1小时; 红枣洗净，泡发。

❷ 猪脊骨斩块，洗净，汆烫。

❸ 将清水2000毫升放入瓦锅中，煮沸后加上盐以外的所有材料，大火煮沸，转用小火煲3小时，加盐调味即可。

熟地枸杞子甲鱼汤

材料

甲鱼250克，枸杞子、熟地黄各30克，红枣10颗，盐4克

做法

❶ 甲鱼宰杀后洗净。

❷ 枸杞子、熟地黄、红枣用清水洗净。

❸ 将甲鱼、枸杞子、熟地黄、红枣放入锅内，加开水适量，小火炖2小时，调入盐即可食用。

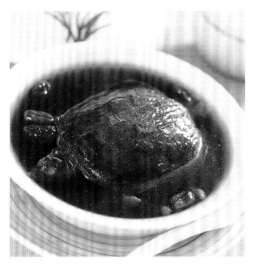

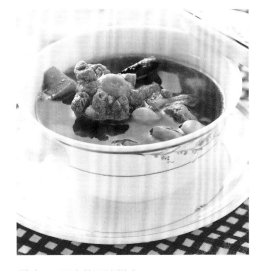

肉苁蓉黄精骶骨汤

材料

肉苁蓉、黄精各15克，猪骶尾骨1副，杏仁20克，胡萝卜50克，盐4克

做法

❶ 将猪骶尾骨放入沸水中汆烫，捞起切块，洗净后放入锅中。

❷ 胡萝卜削皮，洗净，切块，和肉苁蓉、黄精一道放入锅中，加水至盖过材料。

❸ 以大火煮开后转小火续煮30分钟，加入杏仁再煮5分钟，加盐调味即成。

黄花菜马齿苋汤

材料

黄花菜、马齿苋各 50 克，薏米、芡实各 40 克，补骨脂、白术各 15 克，盐适量

做法

❶ 将黄花菜、马齿苋洗净；其他药材洗净、煎汤取汁去渣。

❷ 将药汁倒入锅中，放入黄花菜、马齿苋煮汤，放入盐调味。

❸ 饮服，早晚各 1 次，连服 4 日。

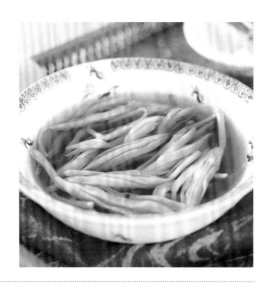

荸荠海蜇汤

材料

荸荠 100 克，海蜇皮 50 克，盐、香油各适量

做法

❶ 将荸荠、海蜇皮分别用清水洗净，荸荠去皮备用。

❷ 将荸荠、海蜇皮放进洗净的锅内，加入适量水，大火煮开后，转小火熬煮。

❸ 最后调入盐，淋上适量香油，盛出即可饮汤食荸荠、海蜇。

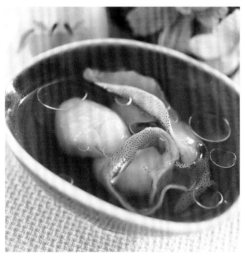

苹果炖甲鱼

材料

甲鱼 1 只，猪肉 100 克，龙骨 200 克，盐、姜、鸡精、葱各适量，苹果 2 个

做法

❶ 苹果洗净切瓣；猪瘦肉洗净切块；龙骨洗净剁块；姜去皮切片；葱切段备用。

❷ 清水烧开，放入姜片、葱段，放入宰杀好的甲鱼焯烫 3 分钟后捞出，去内脏。

❸ 甲鱼、猪肉、龙骨、苹果放入砂锅，炖约 90 分钟，调入盐、鸡精调味即可。

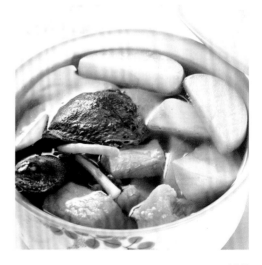

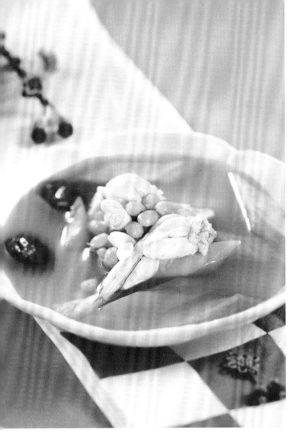

苦瓜黄豆蛙肉汤

本品具有清热解毒、凉血止痢的功效，适合湿热、疫毒型的痢疾患者。

材料

苦瓜 200 克，蛙肉 300 克，黄豆 50 克，知母 10 克，红枣 5 颗，盐 3 克，火腿适量

做法

❶ 苦瓜洗净去瓤，切段；蛙肉、红枣、知母洗净；黄豆泡发；火腿切丁。

❷ 将 1600 毫升清水放入瓦锅内，煮沸后加入盐以外的所有原材料，大火煮沸后，改小火煲 100 分钟。

❸ 加盐调味即可。

食疗解析

蛙肉具有清热解毒、利水消肿的功效，适合湿热型、疫毒型的痢疾患者。此外，蛙肉还有滋补肾阴、养肺滋阴之功效。

西洋参猪血煲

本品具有滋阴、补血、益气的功效，适合阴液亏虚型的肛裂患者。

材料

猪血 200 克，黄豆芽 100 克，西洋参 8 克，枸杞子、高汤各适量，盐 4 克

做法

❶ 将猪血洗净，切块；黄豆芽洗净。

❷ 西洋参洗净浸泡备用。

❸ 净锅上火倒入高汤，调入盐，下入枸杞子、猪血、黄豆芽、西洋参煲至熟即可。

食疗解析

猪血既补血又止血，其含有维生素 K，能促使血液凝固，有止血作用，对肛裂出血者有较好的食疗作用。西洋参则有滋阴益气之效，能有效缓解阴虚型的肛裂。

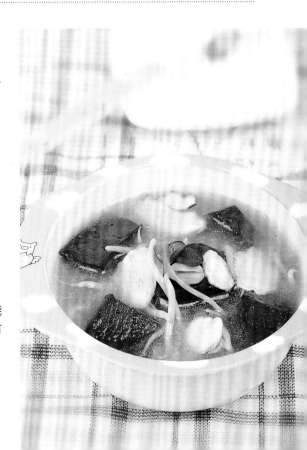

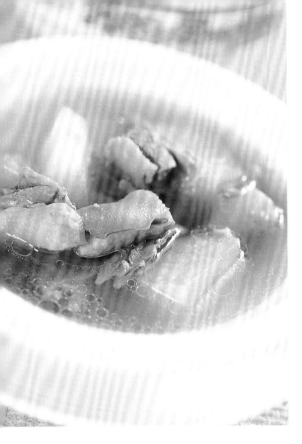

薏米冬瓜老鸭汤

本品可清热利湿，增强人体免疫力，适合小便不畅的患者。

材料

冬瓜200克，薏米、红豆各30克，老鸭750克，姜2片，盐3克，食用油适量

做法

❶ 冬瓜去皮切大块；薏米、红豆浸泡1小时。

❷ 老鸭洗净，斩块，飞水；油锅中下入姜片，将老鸭爆炒5分钟。

❸ 将2500毫升清水放入瓦锅内，煮沸后加入以上用料，大火煲开后，改小火煲3小时，加盐调味即可。

食疗解析

薏米具有健脾益胃、清热渗湿、排脓止泻、抗菌抗癌、增强人体免疫功能的功效。冬瓜有清热利尿的作用，非常适合小便不利者食用。

鸡肝茭白枸杞子汤

本品具有滋阴润肠的功效，适合阴虚津亏型的肛裂患者。

材料

鸡肝200克，茭白30克，枸杞子2克，酱油2毫升，盐、葱花、姜末、食用油各适量

做法

❶ 将鸡肝洗净切块汆烫；茭白洗净切块；枸杞子洗净备用。

❷ 净锅上火倒油，将葱花、姜末爆香，下入茭白煸炒，烹入酱油，倒入水，调入盐，下入枸杞子、鸡肝煲至熟即可。

食疗解析

茭白有清热通便的作用，适合阴虚型的痢疾患者。此外，茭白还能利尿消肿，辅助治疗四肢浮肿、小便不利等症。

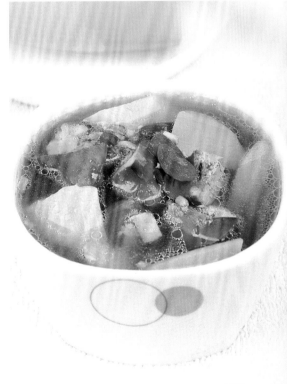

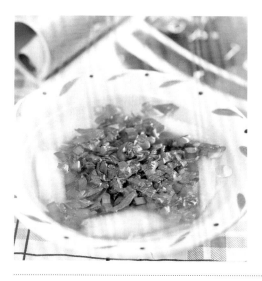

冬瓜春菜汤

材料
冬瓜 150 克，春菜 60 克，盐、香油、高汤各适量

做法
❶ 将冬瓜去皮，切成一指宽的长条，洗净；把春菜洗净切末备用。
❷ 将冬瓜条放入沸水锅中煮 4 分钟捞出，用冷水过凉。
❸ 锅中倒入高汤，放入冬瓜和春菜末，烧开后撇去浮沫，加入盐，淋上香油即可。

杏仁玉竹猪肚煲

材料
猪肚 1 个，杏仁 50 克，玉竹 10 克，胡椒粒、葱各 5 克，姜片 10 克，盐适量

做法
❶ 少许姜片入沸水锅中，下猪肚汆烫，捞出洗净晾干；将猪肚切成片，杏仁及玉竹洗净，葱洗净切段，备用。
❷ 锅内倒入适量清水，放入剩余姜片、葱段，待水沸，放入猪肚、玉竹、杏仁等，大火煲开转小火煲约 2 小时，调入盐即可。

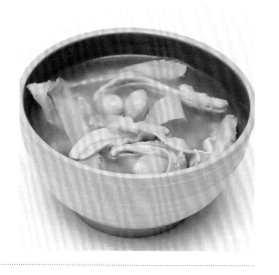

苦瓜海带瘦肉汤

材料
苦瓜、海带丝各 100 克，猪瘦肉 250 克，盐 3 克

做法
❶ 将苦瓜洗净，切成两半，去瓤，切块。
❷ 海带先用清水浸泡 1 小时，洗净；猪瘦肉洗净，切成小块。
❸ 把苦瓜、海带、猪瘦肉放入砂锅中，加适量清水，煲至猪瘦肉熟烂，调入盐即可。

陈皮老鸽汤

材料

陈皮、干贝各15克，山药30克，老白鸽1只，猪瘦肉100克，蜜枣3颗，盐3克

做法

❶ 陈皮、山药、干贝洗净，浸泡；猪瘦肉、蜜枣洗净。

❷ 鸽子处理干净，斩块，汆烫。

❸ 将清水2000毫升放入瓦锅内，煮沸后加入以上用料，大火煮沸后，改用小火煲3小时，加盐调味即可。

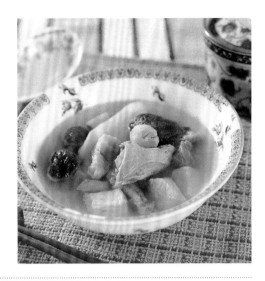

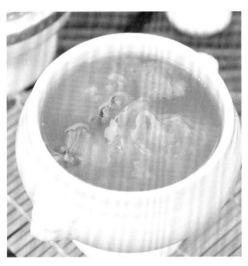

木瓜银耳猪骨汤

材料

木瓜100克，银耳10克，猪骨150克，盐3克，香油4毫升

做法

❶ 木瓜去皮，洗净切块；银耳洗净，泡发撕片；猪骨洗净，斩块。

❷ 猪骨放入沸水中汆去血水，捞出。

❸ 将猪骨、木瓜放入瓦锅内，注入水，大火烧开后下入银耳，改用小火炖煮2小时，加盐、香油调味即可。

胡椒老鸡猪肚汤

材料

胡椒碎20克，老鸡100克，猪肚130克，盐4克，红枣3颗

做法

❶ 老鸡收拾干净，切块；猪肚洗净。

❷ 锅中注水烧开，分别放入鸡块、猪肚汆烫，捞出洗净；将胡椒碎放入猪肚内。

❸ 将盐以外的所有材料放入砂锅内，加清水淹过食材，大火煲沸后改小火煲2.5小时，调入盐即可。

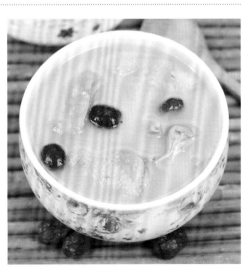

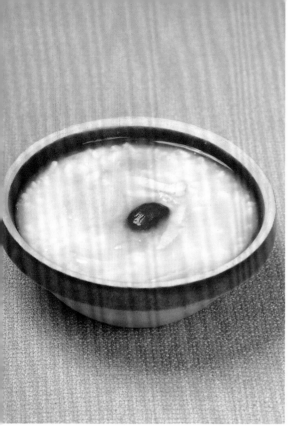

山药白果瘦肉粥

本品具有补脾益气、滋阴生津的功效，适合气虚下陷型的脱肛患者。

材料
大米 100 克，山药 200 克，猪瘦肉 30 克，白果 10 克，红枣 4 颗，姜、盐、味精各适量

做法
❶ 山药去皮切片；红枣洗净切碎；猪瘦肉洗净剁蓉；姜切丝备用。

❷ 砂锅中注水烧开，放入大米煮成粥，放入白果、山药煮 5 分钟后，加入红枣、猪瘦肉、姜丝煮烂，加盐和味精拌匀即可。

食疗解析
　　山药有辅助治疗脾虚腹泻、小便短频的作用，经常食用山药可补脾益胃、生津益肺。

羊肉枸杞子姜粥

本品具有益气、补虚、补阳的功效，适合脾肾阳虚型的脱肛患者。

材料
羊肉 100 克，枸杞子、姜各 30 克，大米 80 克，盐 3 克，味精 1 克，葱花少许

做法
❶ 大米淘净，泡半小时；羊肉洗净，切片；姜洗净，去皮，切丝；枸杞子洗净。

❷ 大米入锅，加水以大火煮沸，下入羊肉、枸杞子、姜丝，转中火熬煮至米粒软散。

❸ 加盐、味精调味，撒上葱花即可。

食疗解析
　　羊肉有益气补虚、补肾壮阳的作用，适合、脾肾阳虚型的脱肛患者，体质虚弱者尤其适合。多吃羊肉还可促进血液循环。

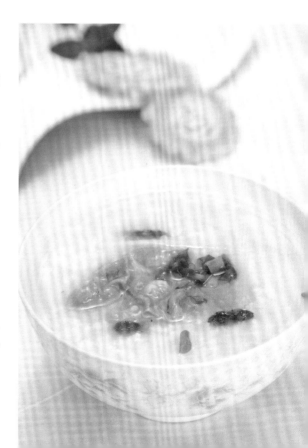

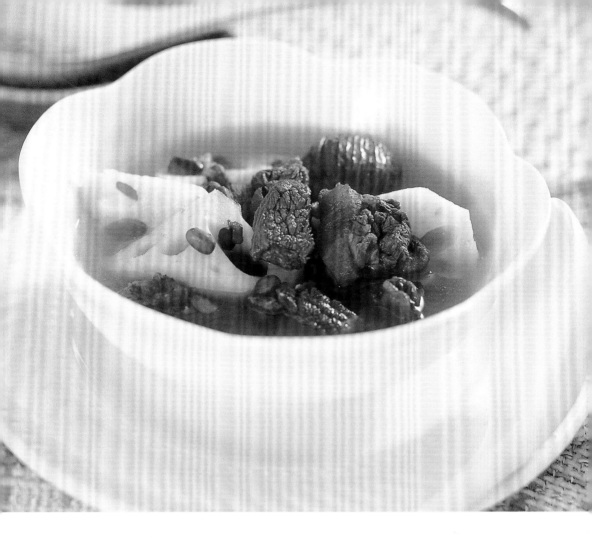

莲藕赤小豆牛腩汤

本品具有除湿解毒、清热凉血的功效，适合淤毒内阻、湿热下注型的痔疮患者。

材料

莲藕 100 克，赤小豆 50 克，牛腩 200 克，姜片 10 克，蜜枣 3 颗，盐 4 克

做法

❶ 莲藕洗净，切块；赤小豆洗净，浸泡；蜜枣洗净；牛腩洗净，切成块状，汆烫。

❷ 将牛腩与姜一起爆炒 5 分钟。

❸ 将清水注入瓦锅中，煮沸后加入莲藕、赤小豆、牛腩、姜片、蜜枣，小火煲 3 小时，加盐调味即可。

食疗解析

　　赤小豆具有利水除湿、和血排脓、消肿解毒的功效，主治水肿、脚气、黄疸、泻痢、便血、痈肿等病症，对于淤毒内阻型的痔疮患者也有一定的食疗功效，可缓解痔疮疼痛症状。莲藕能清热解烦、解渴止呕，还具有消食的作用，其中含有鞣质，有一定的健脾止泻作用，能增进食欲、促进消化、开胃和中；莲藕中含有黏液蛋白和膳食纤维，能与人体内胆酸盐、食物中的胆固醇及甘油三酯结合，从而减少对脂类的吸收。

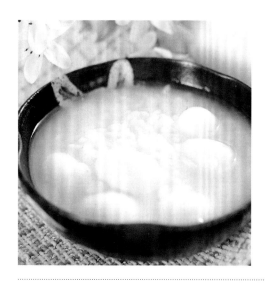

鹌鹑蛋粳米粥

材料

鹌鹑蛋 100 克，粳米 50 克

做法

❶ 将鹌鹑蛋用清水洗净，放入沸水中煮熟，剥去外壳。

❷ 粳米用清水洗净备用。

❸ 将锅中注入适量的清水，下入粳米，大火烧开后，转小火煮粥，等米粒开花将熟时，下入鹌鹑蛋即可。

芝麻花生杏仁粥

材料

白芝麻 3 克，花生仁 15 克，杏仁 10 克，粳米 40 克，砂糖适量

做法

❶ 将白芝麻、花生仁、杏仁、粳米分别用清水淘洗干净。

❷ 将上述材料一同放入锅中，加适量水。

❸ 大火烧开后，转小火熬煮，待浓稠时加入砂糖拌匀即可。

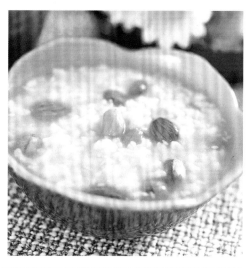

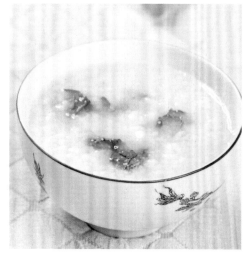

荠菜粥

材料

鲜荠菜 90 克，粳米 100 克，盐适量

做法

❶ 将鲜荠菜择好，用清水洗净，然后切成 2 厘米长的节。

❷ 将粳米用清水淘洗干净，放入锅内熬煮，煮至将熟。

❸ 把切好的荠菜放入锅内，用小火煮至熟，以盐调味即可。

糙米稀饭

材料

糙米 60 克，冰糖 5 克

做法

① 糙米用清水洗干净，备用。

② 将洗净的糙米放入清水中浸泡约 30 分钟。

③ 锅洗净，置于火上，将已经备好的糙米放入锅中，加入适量清水，用中火煮至熟烂即可。

④ 最后加入冰糖熬至溶化。

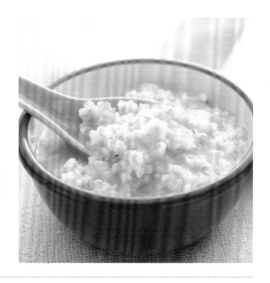

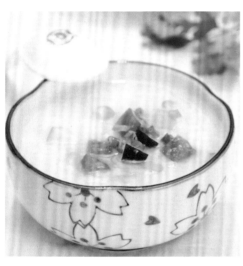

西瓜玉米粥

材料

西瓜、玉米粒、苹果各 20 克，牛奶 100 毫升，糯米 100 克，砂糖 3 克，葱花少许

做法

① 糯米洗净，用清水浸泡半小时；西瓜切开取果肉；苹果洗净切小块；玉米粒洗净。

② 糯米放入锅中，注入清水，熬至八成熟。

③ 放入西瓜丁、苹果块、玉米粒煮至粥将成，倒入牛奶稍煮，加砂糖调匀，撒上葱花便可。

银耳芡实粥

材料

芡实 35 克，粳米 100 克，银耳、砂糖各适量

做法

① 银耳洗净，放入清水中泡发后撕成小块，备用；芡实洗净备用。

② 锅洗净，置于火上，将粳米放入锅内，加入适量清水煮开。

③ 最后下入芡实、银耳煲成粥，加入适量的砂糖调味即可。

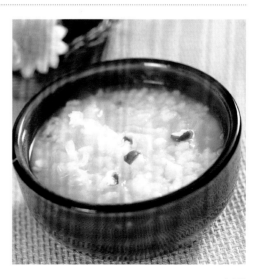

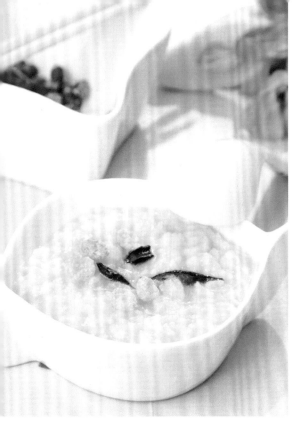

金樱子糯米粥

本品具有涩肠、止痢的功效，适合反复发作的痢疾患者。

材料
糯米 80 克，金樱子适量，砂糖 3 克

做法
❶ 糯米泡发洗净；金樱子洗净，下入锅中，加适量清水煎取浓汁备用。

❷ 锅置火上，倒入清水，放入糯米，以大火煮至米粒开花。

❸ 加入金樱子浓汁，转小火煮至粥呈浓稠状，调入砂糖拌匀，撒上玉米片（材料外）即可食用。

食疗解析
金樱子有固精涩肠、补虚强壮的功效，适合反复发作的体质虚弱的痢疾患者。此外，金樱子还可用于治疗滑精、遗尿、盗汗等症。

绿豆莲子百合粥

本品具有清热、解毒、除湿的功效，适合湿热的痢疾患者。

材料
绿豆 40 克，莲子、百合、红枣各适量，大米 50 克，砂糖、葱各 8 克

做法
❶ 大米、绿豆均泡发；莲子去心洗净；红枣、百合洗净切片；葱洗净，切成葱花。

❷ 锅置火上，倒入清水，放入大米、绿豆、莲子一同煮开。

❸ 加入红枣、百合同煮至浓稠状，调入砂糖拌匀，撒上葱花即可。

食疗解析
绿豆具有清热解毒、消暑止渴、利水消肿的功效，适合湿热型痢疾患者。

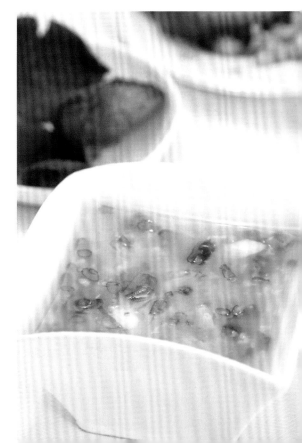

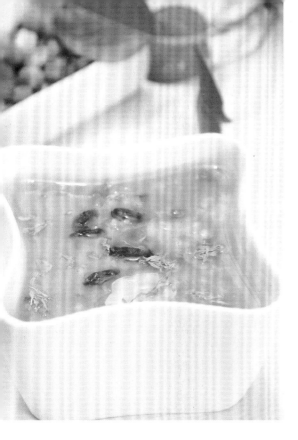

百合绿豆菊花粥

本品具有清热利湿、宁心安神的功效，适合湿热下注型的脱肛患者。

材料
百合 30 克，绿豆 80 克，菊花、枸杞子各适量，砂糖 2 克

做法
❶ 绿豆、菊花洗净；百合洗净，切片。
❷ 锅置火上，倒入清水，放入绿豆煮开花。
❸ 加入百合、枸杞子同煮至浓稠状，调入砂糖拌匀，撒上菊花即可。

食疗解析
　　绿豆具有清热解毒、利尿除湿的作用，适合湿热下注型的脱肛患者。此外，绿豆还具有降压、降脂、保肝、消暑止渴、利水消肿的功效。

银耳山药羹

本品可滋阴、补气，适合阴虚型、反复发作的痢疾患者。

材料
山药 200 克，银耳 100 克，砂糖 15 克，淀粉适量

做法
❶ 山药去皮、洗净，切块；银耳洗净，用水泡 2 小时至软，然后去硬蒂，切细末。
❷ 砂锅洗净，山药、银耳放入锅中，倒入适量水煮开，转小火继续煮，大约用时 15 分钟；煮至熟透，加入砂糖调味，再加入淀粉水勾薄芡，搅拌均匀即可。

食疗解析
　　银耳滋补而不腻滞，具有滋补生津、润肺养胃的功效，适合阴虚型、反复发作的痢疾患者食用。

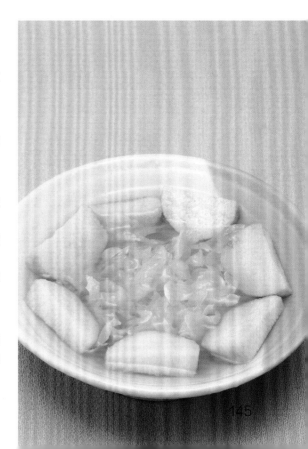

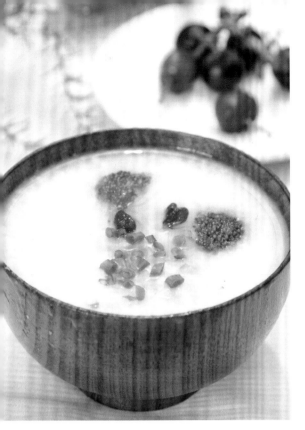

鲈鱼西蓝花粥

本品具有清热利水、健脾开胃、防癌抗癌的功效，适合气血两虚型的结肠癌、直肠癌患者。

材料

大米 80 克，鲈鱼 50 克，西蓝花 20 克，盐 3 克，葱花 5 克，料酒 4 毫升，姜末、枸杞子、香油各适量

做法

❶ 大米洗净；鲈鱼洗净切块，用料酒腌渍；西蓝花洗净掰成块。

❷ 锅置火上，入水，放入大米煮至五成熟。

❸ 放入鱼肉、西蓝花、姜末、枸杞子煮至米粒开花，加盐、香油调匀，撒上葱花。

食疗解析

西蓝花有润肺止咳、健脾开胃、防癌抗癌、润肠等功效，适合结肠癌、直肠癌等患者食用。

核桃莲子黑米粥

本品具有滋补肝肾的功效，适合胃气不足的尿频、尿急患者。

材料

黑米 80 克，莲子、核桃仁各适量，砂糖 4 克

做法

❶ 黑米泡发洗净；莲子、核桃仁洗净。

❷ 锅中倒入清水，放入黑米、莲子煮开。

❸ 加核桃仁煮至浓稠，调入砂糖拌匀即可。

食疗解析

黑米具有健脾开胃、补肝明目、滋阴补肾、益气强身、养精固肾的功效，适合肝肾阴虚型的结肠癌、直肠癌患者和肾气不足的尿频者。同时，黑米含 B 族维生素、蛋白质等，对于脱发、白发、贫血、流感、咳嗽、气管炎、肝病、肾病患者都有一定的食疗保健作用。

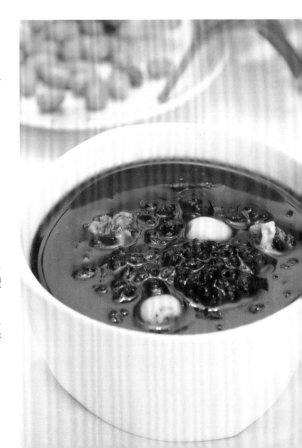

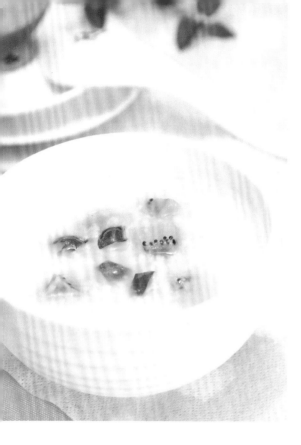

猕猴桃红枣粥

本品具有清热滋阴、利尿消肿的功效，适合阴液亏虚型的肛周脓肿、肛瘘患者。

材料

猕猴桃 30 克，红枣 3 颗，大米 80 克，砂糖 11 克

做法

❶ 大米洗净，放水中浸泡半小时；猕猴桃去皮洗净，切小块；红枣洗净，去核切块。

❷ 锅置火上，注入清水，放入大米煮至米粒绽开后，放入猕猴桃、红枣同煮。

❸ 改用小火煮至粥成后，调入砂糖即可。

食疗解析

　　猕猴桃有生津解暑、调中、止渴、利尿、滋阴之功效，适合阴液亏虚型的肛周脓肿、肛瘘患者。

火龙果西红柿粥

本品具有清热降火、利尿消肿的功效，适合火毒炽盛、热毒蕴结型的肛周脓肿、肛瘘患者。

材料

火龙果、西红柿各适量，小米 90 克，冰糖 10 克，葱少许

做法

❶ 小米洗净；火龙果去皮洗净，切小块；西红柿洗净，切块；葱洗净，切成葱花。

❷ 锅中注入清水，放入小米用大火煮至米粒绽开后，再放入冰糖煮至溶化。

❸ 撒上火龙果、西红柿丁及葱花即可。

食疗解析

　　火龙果具有清热降火的功效，适合火毒炽盛、热毒蕴结型的肛周脓肿、肛瘘患者。

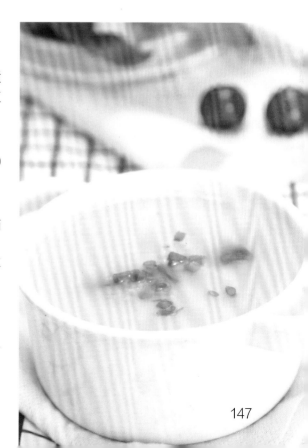

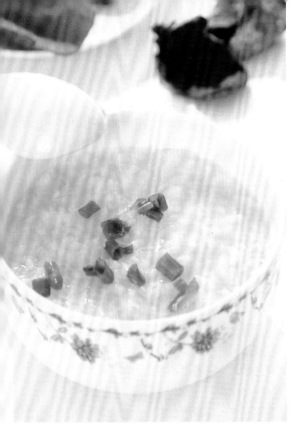

芡实茯苓粥

本品具有益气固涩、健胃和中的功效，适合气虚下陷型的脱肛患者。

材料
芡实粉、茯苓粉各20克，大米100克，盐2克，葱少许

做法
❶ 大米泡发洗净；葱洗净，切成葱花；将芡实粉与茯苓粉一起用温水搅匀成糊备用。

❷ 锅中注水，放入大米，煮至米粒绽开。

❸ 下入搅好的糊，改用小火煮至粥浓稠时，放入盐调味，撒上葱花即可。

食疗解析
　　芡实具有固肾涩精、补脾止泻的功效，适合气虚下陷型的脱肛患者。此外，芡实还可治遗精、淋浊、带下、小便不禁、大便泄泻。其中含碳水化合物极为丰富，极容易被人体吸收。

鸡肉黄芪粳米粥

本品具有升阳举陷的功效，适合气虚下陷型的脱肛患者。

材料
母鸡肉150克，黄芪20克，粳米80克，高汤1500毫升，盐2克，葱花少许

做法
❶ 母鸡肉洗净，切丁；黄芪洗净，切碎；粳米淘净，浸泡半小时后捞出沥干水分。

❷ 粳米放入锅中，倒入高汤，大火烧沸，放入母鸡肉、黄芪，转中火熬至米粒开花。

❸ 改小火，将粥熬至浓稠状，调入盐调味，撒上葱花即可。

食疗解析
　　黄芪具有益气升提、健脾胃、补中气的功效，适合气虚下陷型的脱肛患者。

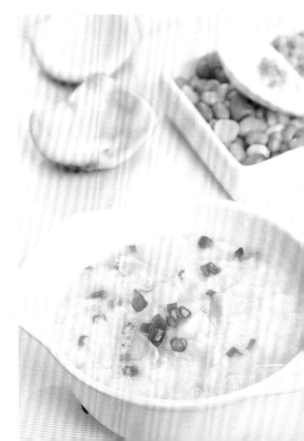

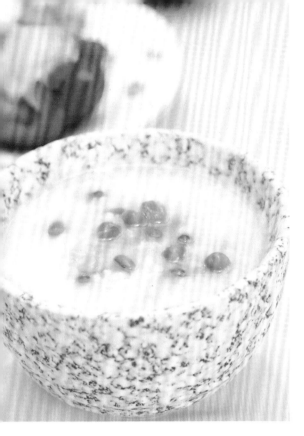

双豆双米粥

本品具有清热解毒、排脓消肿的功效，适合热毒蕴结型的肛周脓肿、肛瘘患者。

材料

赤小豆 30 克，豌豆、胡萝卜各 20 克，玉米粒 20 克，大米 80 克，砂糖 5 克

做法

❶ 大米、赤小豆均泡发洗净；玉米粒、豌豆均洗净；胡萝卜洗净，切丁。

❷ 锅中注入清水，放入大米与赤小豆熬煮。

❸ 加入玉米粒、豌豆、胡萝卜同煮至浓稠状，调入砂糖即可。

食疗解析

　　赤小豆具有清热解毒、利尿消肿的功效，用赤小豆煎汤或熬粥食用，祛湿效果较佳。

黑豆山楂粥

本品具有滋阴益气、健脾补肾的功效，适合脾肾不足型的脱肛患者。

材料

大米 70 克，山楂 20 克，黑豆 30 克，砂糖（或冰糖）3 克

做法

❶ 大米、黑豆均洗净，泡发；山楂洗净，切成薄片。

❷ 锅置火上，加入清水，放入大米、黑豆煮至米、豆均绽开。

❸ 加入山楂煮至浓稠，调入砂糖拌匀即可。

食疗解析

　　黑豆具有健脾补肾的功效，适合脾肾不足型的脱肛患者。此外，黑豆还有调中下气、滋阴、解毒、利尿、明目等功效。

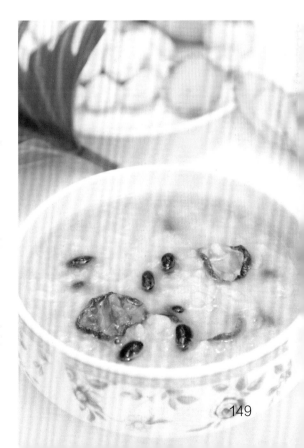

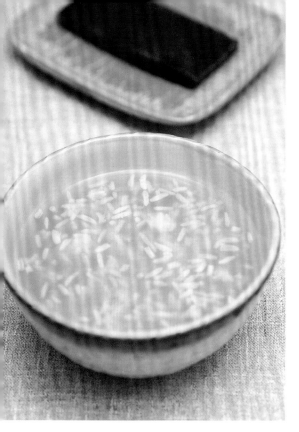

甜酒煮阿胶

本品具有滋补肝肾、活血补血的功效，适合气血两虚型的结肠癌、直肠癌患者。

材料

甜酒 500 毫升，阿胶 15 克，片糖适量

做法

❶ 阿胶洗净、泡发。

❷ 锅中注入适量清水，倒入甜酒，烧开。

❸ 放入泡好的阿胶后搅匀，将大火转入小火，待开。

❹ 再加入片糖，继续加热，至阿胶、片糖全部溶化即可。

食疗解析

　　阿胶具有滋阴、补血的功效，适合气血两虚型的结肠癌、直肠癌患者，还可辅助治疗血虚、虚劳咳嗽等症。

枸杞子银耳汤

本品具有滋阴补血的功效，适合阴液亏虚型的肛裂患者。

材料

银耳 30 克，枸杞子 10 克，冰糖适量

做法

❶ 先将银耳浸泡约 2 小时，下锅前撕成小片备用；枸杞子泡发，待用。

❷ 锅洗干净，倒入适量的水，以大火煮开，倒入银耳，再次煮沸后，转入小火慢熬。

❸ 随后加入冰糖，大约再煮 15 分钟，加入泡好的枸杞子，搅拌均匀，大约 8 分钟即可。

食疗解析

　　银耳具有补脾益气、滋补生津、润肺养胃的作用，适合阴虚型的肛裂患者，也可用于辅助治疗虚劳、咳嗽、痰中带血、津少口渴等症。

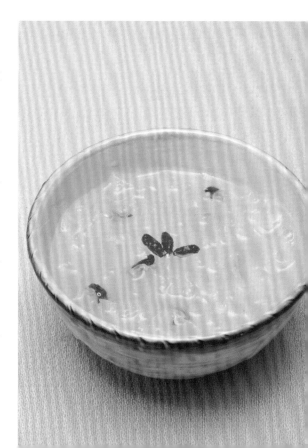

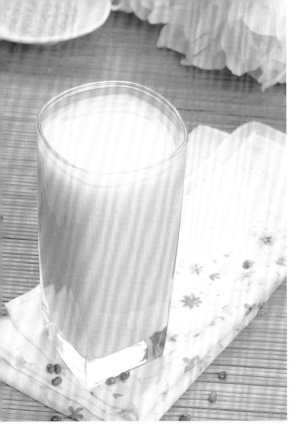

蒲公英绿豆豆浆

本品具有清热泻火、利尿解毒的功效，适合火毒炽盛、热毒蕴结型的肛周脓肿、肛瘘患者。

材料

绿豆 60 克，小米、蒲公英各 20 克，蜂蜜 10 毫升

做法

❶ 绿豆泡软，洗净；小米洗净，浸泡 2 小时；蒲公英煎汁，去渣留汁。

❷ 将绿豆、小米、蒲公英汁放入豆浆机中，搅打成豆浆，烧沸后滤出豆浆，待豆浆温热时加入蜂蜜即可。

食疗解析

　　蒲公英具有清热、解毒、散结的功效，适合火毒炽盛、热毒蕴结型的肛周脓肿、肛瘘患者食用。

绿豆苦瓜豆浆

本品有清热、利湿、解毒的功效，适合湿热下注型的结肠癌、直肠癌患者饮用。

材料

绿豆 60 克，苦瓜 40 克

做法

❶ 绿豆用清水泡至发软，捞出洗净；苦瓜洗净，去皮去瓤，切片。

❷ 将绿豆、苦瓜放入豆浆机中，添水搅打成豆浆，并煮沸。

❸ 滤出豆浆，即可饮用。

食疗解析

　　绿豆具有清热解毒、消暑止渴、利水消肿的功效，非常适合湿热下注型的结肠癌、直肠癌患者。

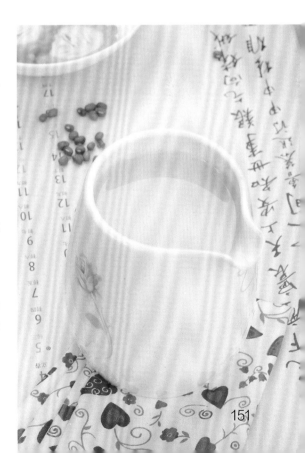

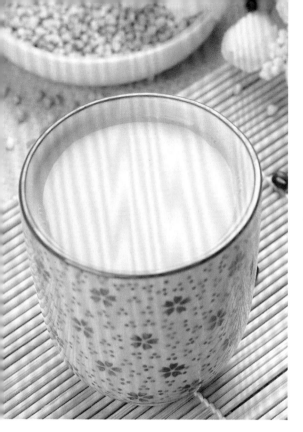

薏米荞麦红豆豆浆

本品具有清热、利湿、抗癌的功效，适合湿热下注型的结肠癌、直肠癌患者。

材料
红豆 50 克，荞麦、薏米各 25 克

做法
❶ 红豆、薏米用清水泡发 3 小时，捞出洗净；荞麦淘洗干净。
❷ 将上述材料放入豆浆机中，加水搅打成豆浆，并煮沸。
❸ 滤出豆浆，即可饮用。

食疗解析
　　薏米具有清热排脓、利水、健脾渗湿的作用；红豆有健脾补血的作用。老年人、儿童、产妇均可食用。

椰汁豆浆

本品具有清凉消暑、生津止渴的功效，适合痢疾患者辅助食疗之用。

材料
黄豆 80 克，椰汁适量

做法
❶ 黄豆加水泡发 6 小时，捞出，洗净备用。
❷ 将黄豆、椰汁放入豆浆机中，添水搅打成椰汁豆浆，煮沸后滤出豆浆即可。

食疗解析
　　椰子具有清热、解暑、生津、止渴之功效，可消水肿、补脾胃、还可使人面色润泽，适合痢疾患者辅助食疗之用。常用椰汁洗头，能使头发黑亮润泽；还可以做成椰子酱和椰子酒，用来清暑解渴；用椰肉炖汤补益功效更为显著。

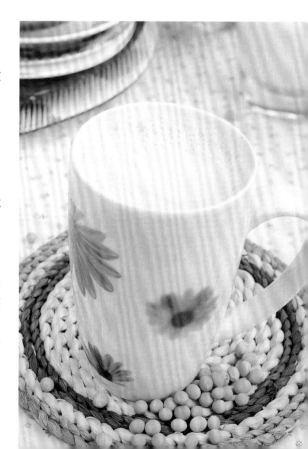

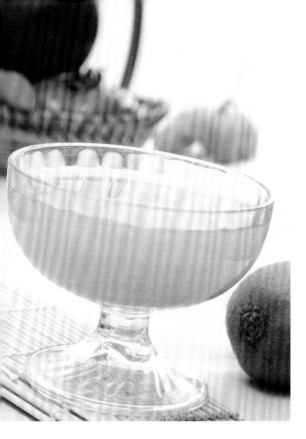

什锦水果汁

本品具有滋阴生津的功效，适合阴虚型的结肠癌、直肠癌患者。

材料

无花果、猕猴桃、苹果各1个

做法

❶ 无花果洗净，去皮；猕猴桃洗净，去皮，切块；苹果洗净，去核，切块。

❷ 将无花果、猕猴桃、苹果一起放入搅拌机中，搅打出果汁即可。

食疗解析

　　猕猴桃具有生津、滋阴润燥的功效，适合阴虚型的结肠癌患者辅助食疗之用，但脾胃虚寒者不宜食用。

西瓜香蕉汁

本品具有清热解毒、利水消肿、润肠通便的功效，适合火毒炽盛、热毒蕴结型的肛周脓肿、肛瘘患者。

材料

西瓜70克，香蕉1根，菠萝70克，苹果半个，蜂蜜30毫升，碎冰60克

做法

❶ 西瓜洗净，去皮、去籽，切块。

❷ 香蕉去皮后切成小块；菠萝去皮后洗净切成小块。碎冰、西瓜及其他材料放入搅拌机，高速搅打，滤出果汁即可。

食疗解析

　　西瓜具有清热解暑、除烦止渴、降压美容、利水消肿等功效，适合火毒炽盛、热毒蕴结型的肛周脓肿、肛瘘患者。

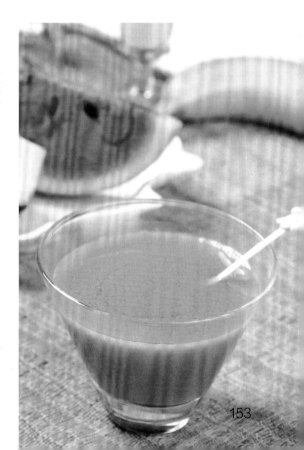

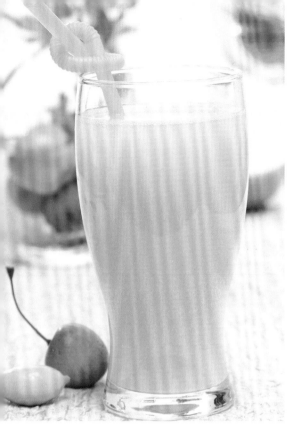

荸荠山药汁

本品具有清热利湿、凉血解毒的功效，适合湿热型的痢疾患者。

材料

荸荠、山药、木瓜、菠萝各适量，蜂蜜少许，酸奶 250 毫升

做法

❶ 将荸荠、山药、菠萝洗净，削去外皮，切小块备用；木瓜去籽，挖出果肉备用。

❷ 将所有材料加水 300 毫升，一起放入榨汁机榨汁，调匀即可。

食疗解析

　　荸荠具有清热解毒、凉血生津、利尿通便、化湿祛痰、消食除胀的功效，适合湿热型的痢疾患者，对黄疸、痢疾等疾病有食疗作用。另外，其含有一种抗菌成分，对降低血压有一定的效果，这种物质还对癌症有预防作用。

苹果番石榴汁

本品具有涩肠止泻的功效，适合反复发作的痢疾患者。

材料

苹果 1 个，番石榴 300 克，冰块适量

做法

❶ 将苹果洗净，去皮、去核，切块。

❷ 番石榴去皮、去核，切块。

❸ 将苹果、番石榴放入搅拌机内榨成汁，加入冰块。

❹ 去渣取汁饮用。

食疗解析

　　苹果含有鞣酸，有一定的收敛作用，适合反复发作的痢疾、腹泻者。此外，苹果还有润肺、健胃、生津、止渴、消食、顺气、醒酒的功能。

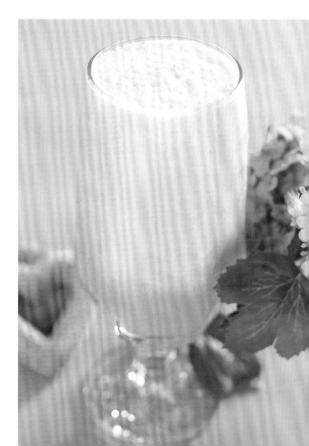

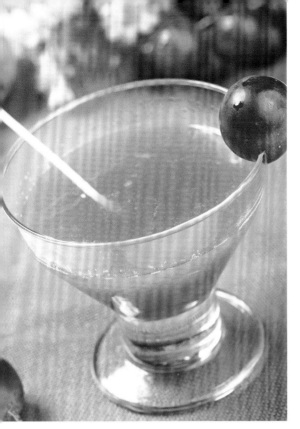

番石榴葡萄柚汁

本品具有滋阴润燥、涩肠止痢的功效，适合阴虚型的痢疾患者。

材料

红葡萄 100 克，番石榴半个，柚子 80 克，冰块少许，柠檬 1 个

做法

❶ 红葡萄、番石榴均洗净，切块；柚子去皮、核。

❷ 将冰块放入榨汁机容器中，以防止榨汁时产生泡沫。

❸ 将番石榴、柚子、红葡萄、柠檬一起榨汁即可。

食疗解析

番石榴有排毒、促消化的作用，还有很好的止泻效果，能促进新陈代谢，调节生理功能。

红糖西瓜饮

本品具有清热利湿的功效，适合湿热型的痢疾患者。

材料

橙子 100 克，西瓜 200 克，蜂蜜 5 毫升，红糖适量

做法

❶ 橙子洗净，切片；西瓜去皮，去籽取肉。

❷ 将橙子榨汁，加蜂蜜搅匀；将西瓜肉榨汁，兑入红糖水。

❸ 最后将两种汁混合即可。

食疗解析

西瓜具有清热解暑的功效，适合湿热型的痢疾患者，此外，西瓜还可除烦止渴、降压、美容、利水消肿等。西瓜富含多种维生素，具有平衡血压、调节心脏功能、预防癌症的作用。

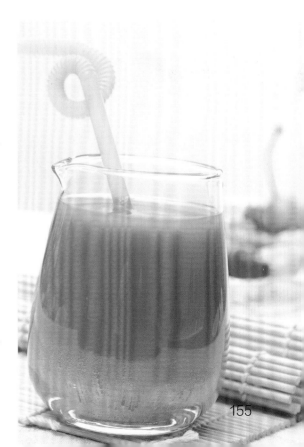

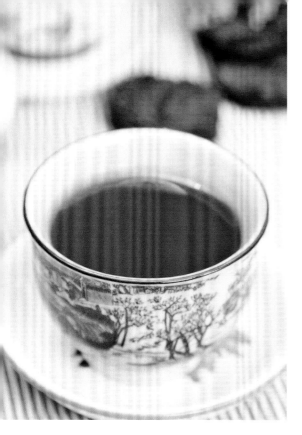

苦参金银花饮

本品具有清热、解毒、燥湿的功效，适合湿热下注型的脱肛患者。

材料

苦参、金银花各 5 克

做法

❶ 将苦参、金银花分别洗净备用。

❷ 砂锅加水 600 毫升，煮开，放入苦参、金银花熬煮 5 分钟即可。

❸ 也可依据个人口味添加适量蜂蜜。

食疗解析

　　苦参具有清热、燥湿、杀虫的功效，内治热毒血痢、肠风下血、黄疸、赤白带下、小儿肺炎、疳积、急性扁桃体炎、痔瘘、脱肛、皮肤瘙痒、疥癞恶疮、阴疮湿痒、瘰疬、烫伤等症。外用可治疗滴虫性阴道炎。

白头翁黄芩黄连饮

本品具有清热解毒、凉血止痢的功效，适合湿热型、疫毒型的痢疾患者。

材料

白头翁、黄芩、黄连各 3 克

做法

❶ 将白头翁、黄芩、黄连分别用清水洗净。

❷ 将以上准备好的材料放入杯中或壶中。

❸ 往杯中或壶中冲入适量的沸水，冲泡 10 分钟即可饮用。

食疗解析

　　白头翁具有清热解毒、凉血止痢、燥湿的功效，适合湿热型、疫毒型的痢疾患者。主治赤白痢疾、崩漏、血痔、寒热温疟、带下、阴痒、湿疹、瘰疬、痈疮、目赤痛等症。

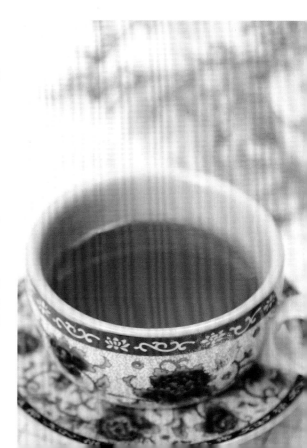

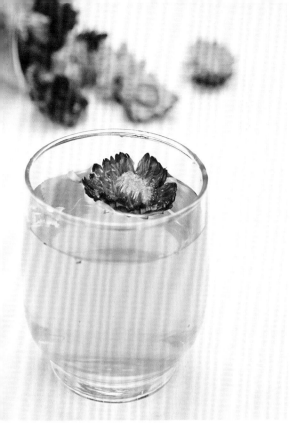

菊花蜜茶

本品具有清热、解毒、润肠通便的功效，适合热毒内蕴型的结肠癌、直肠癌患者饮用。

材料

七彩菊 3 克，蜂蜜 3 毫升（或冰糖适量）

做法

❶ 将干燥的七彩菊洗干净。

❷ 放入杯中，倒入开水冲泡，加盖闷约 10 分钟后加蜂蜜即可饮用。

食疗解析

蜂蜜中含有数量惊人的抗氧化剂，还能清除体内的垃圾——氧自由基，达到抗癌的作用，适合结肠癌、直肠癌患者。此外，蜂蜜有调补脾胃、缓急止痛、润肺止咳、润肠通便、润肤生肌、解毒的功效。

荷叶翘苓茶

本品具有健脾除湿、清除秋暑的功效，适宜水肿、肥胖症及湿热内积患者饮用。

材料

绿茶、荷叶各 5 克，连翘、茯苓、陈皮、佩兰各 3 克，蜂蜜适量。

做法

❶ 将荷叶、连翘、茯苓、陈皮、佩兰置于锅内，用水煎煮后，去渣取汁。

❷ 用药汁冲泡绿茶后，加入蜂蜜，即可饮用。

食疗解析

荷叶具有消暑利湿、健脾升阳、散淤止血的功效；连翘具有清热解毒、散结消肿的功效；茯苓具有渗湿利水、健脾和胃、宁心安神的功效；陈皮具有理气健脾、调中、燥湿、化痰的功效；佩兰具有芳香化湿、醒脾开胃、发表解暑的功效。

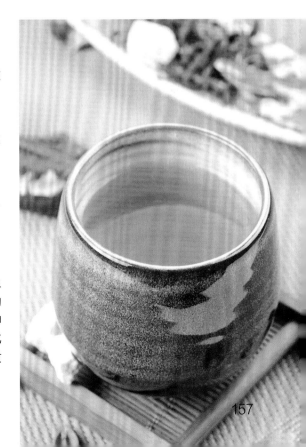

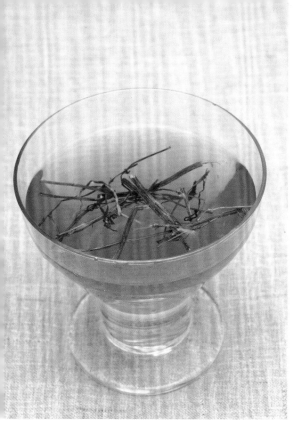

半枝莲蛇舌草茶

本品具有清热、解毒、利湿的功效，适合火毒炽盛、热毒蕴结型的肛周脓肿、肛瘘患者。

材料

半枝莲 50 克，白花蛇舌草 50 克，冰糖少许

做法

❶ 将半枝莲、白花蛇舌草洗净，放入锅内。

❷ 砂锅洗净，倒入清水至满盖过材料，以大火煮开，转小火熬煮 30 分钟。

❸ 直到药味熬出，加入冰糖，煮大约 10 分钟至溶化，即可饮用。

食疗解析

　　白花蛇舌草具有清热、利湿、解毒的功效，适合火毒炽盛、热毒蕴结型的肛周脓肿、肛瘘患者。临床上常用来治疗阑尾炎、痢疾、尿路感染、黄疸等症。

鱼腥草红枣茶

本品具有清热泻火、利尿消肿的功效，适合火毒炽盛、热毒蕴结型的肛周脓肿、肛瘘患者。

材料

红枣 3 颗，鱼腥草 50 克，冰糖适量

做法

❶ 将红枣用小刀切开枣腹；鱼腥草洗净。

❷ 砂锅洗净，倒入 500 毫升清水，加入鱼腥草，以大火烧开，再转入小火，待熬出药味后，即可加入切开的红枣。

❸ 加入红枣后，待红枣煮烂时加入适量冰糖，煮大约 20 分钟即可。

食疗解析

　　鱼腥草具有清热解毒、利尿消肿的功效，适合火毒炽盛、热毒蕴结型的肛周脓肿、肛瘘患者。

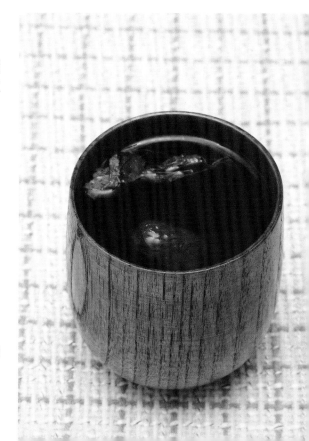

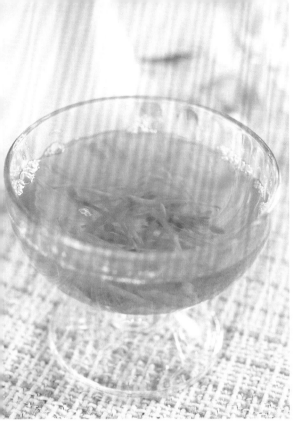

金银花蜂蜜饮

本品具有清热解毒、抗菌消炎的功效，适合热毒蕴结型的肛周脓肿、肛瘘等患者饮用。

材料

金银花 10 克，蜂蜜适量

做法

❶ 将金银花洗净，放入瓷杯中，以沸水冲泡，加盖闷 10 分钟。

❷ 再调入蜂蜜拌匀即可饮用。

食疗解析

金银花具有清热解毒的功效，主要用于治温病发热、热毒血痢、痈疡、肿毒、瘰疬、痔瘘等症，适合热毒蕴结型的肛周脓肿、肛瘘患者。现代药理学研究证明，金银花在体外对多种细菌，如伤寒杆菌、葡萄球菌、链球菌、肺炎双球菌、脑膜炎球菌等均有抑制作用。

紫花地丁野菊花饮

本品具有清热凉血、解毒消肿的功效，适合火毒炽盛、热毒蕴结型的肛周脓肿、肛瘘患者。

材料

紫花地丁 5 克，野菊花 3 克，蜂蜜适量

做法

❶ 将紫花地丁、野菊花分别洗净，备用。

❷ 将紫花地丁、野菊花一起放入壶中，注入 300 毫升的热开水。

❸ 最后加入适量蜂蜜调味。

食疗解析

紫花地丁具有清热解毒、凉血消肿的功效，非常适合火毒炽盛、热毒蕴结型的肛周脓肿、肛瘘患者。

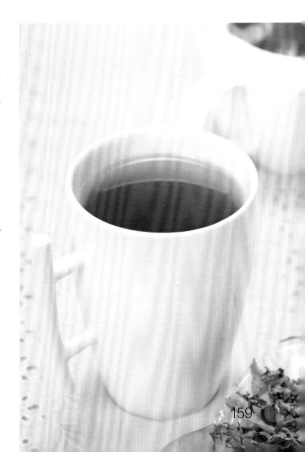

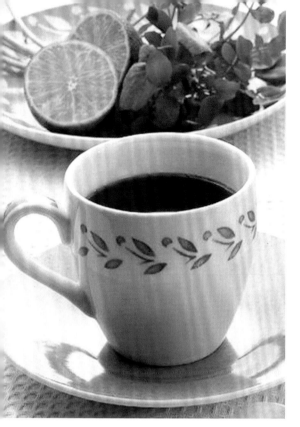

丹参赤芍饮

本品具有凉血止痛、活血化淤的功效，适合肛周脓肿、肛瘘患者，可缓解肛门肿痛的症状。

材料

丹参、赤芍、何首乌各 2 克，陈皮 3 克

做法

❶ 将丹参、陈皮、赤芍、何首乌先用消毒纱布包起来。

❷ 再把药包放入装有 500 毫升开水的茶杯内。

❸ 盖好茶杯盖，约 5 分钟后即可饮用。

食疗解析

　　丹参具有活血祛淤、安神宁心、凉血止痛的功效，适合肛周脓肿、肛瘘患者，可缓解肛门肿痛等症状。此外，丹参还可治心绞痛、月经不调、痛经、闭经、血崩、带下、淤血腹痛、骨节疼痛、惊悸不眠、恶疮肿毒等。

白茅根莲藕饮

本品具有清热凉血、利尿消肿的功效，适合热毒蕴结型的肛周脓肿、肛瘘患者。

材料

鲜莲藕、鲜白茅根各 150 克，冰糖少许

做法

❶ 先将鲜莲藕洗净，用刀连皮同切成薄片。

❷ 鲜白茅根洗净、沥水，备用。

❸ 砂锅洗净，倒入适量清水，加入鲜白茅根以大火烧开，再转入小火，待熬出药味后加入鲜莲藕。

❹ 待莲藕煮软后加入冰糖，滤渣即可。

食疗解析

　　白茅根具有凉血、止血、清热、利尿的功效，适合热毒蕴结型的肛周脓肿、肛瘘患者，临床上常用来治疗胃热呃逆、淋病、小便不利等症。

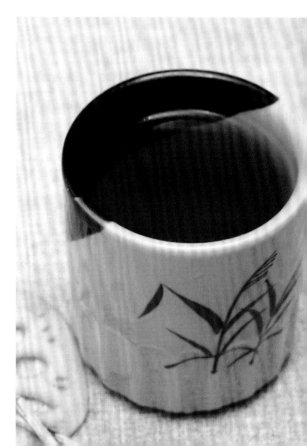